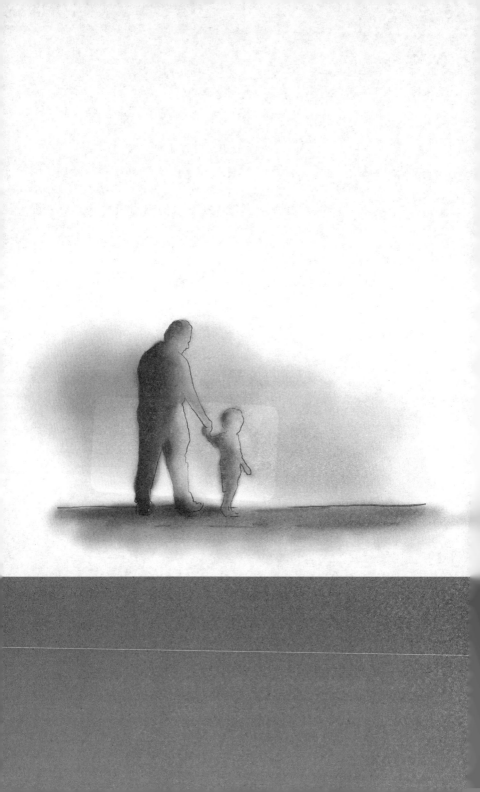

男性生育知多少

胡海翔　唐文豪　◎主编

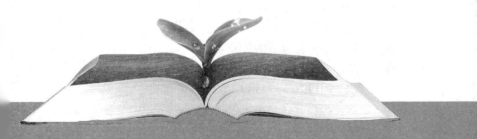

贵州科技出版社

图书在版编目(CIP)数据

男性生育知多少 / 胡海翔, 唐文豪主编. -- 贵阳：
贵州科技出版社, 2019.10(2020.7重印)
ISBN 978 - 7 - 5532 - 0795 - 7

Ⅰ.①男… Ⅱ.①胡… ②唐… Ⅲ.①男性 - 优生优
育 - 基本知识 Ⅳ.①R169.1

中国版本图书馆 CIP 数据核字(2019)第 199803 号

男性生育知多少

NANXING SHENGYU ZHIDUOSHAO

出版发行	贵州科技出版社	
地　　址	贵阳市中天会展城会展东路 A 座(邮政编码:550081)	
网　　址	http://www.gzstph.com　http://www.gzkj.com.cn	
出 版 人	熊兴平	
经　　销	全国各地新华书店	
印　　刷	北京洲际印刷有限责任公司	
版　　次	2019 年 10 月第 1 版	
印　　次	2020 年 7 月第 4 次	
字　　数	90 千字	
印　　张	4.5	
开　　本	889 mm × 1194 mm　1/32	
书　　号	ISBN 978 - 7 - 5532 - 0795 - 7	
定　　价	15.00 元	

天猫旗舰店:http://gzkjcbs.tmall.com

编　委　会

罗少波(中国中医科学院广安门医院)

马　斌(中国人民解放军空军特色医学中心)

毛加明(北京大学第三医院)

邱　禹(中国中医科学院西苑医院)

石　缨(中国人民解放军空军特色医学中心)

宋晓琳(中国人民解放军空军特色医学中心)

孙　静(中国人民解放军空军特色医学中心)

孙　哲(淄博市妇幼保健院)

唐文豪(北京大学第三医院)

王　彬(北京中医药大学东直门医院)

王　晟(北京大学第一医院)

韦仕福(贵航贵阳医院)

魏利召(中国人民解放军空军特色医学中心)

翁治委(广州中医药大学第一附属医院)

吴永亮(中国人民解放军空军特色医学中心)

肖　飞(清华大学附属垂杨柳医院)

徐少强(中国人民解放军空军特色医学中心)

杨　杰(北京市丰台区妇幼保健院)

杨　洋(北京妇产医院)

张　斌(山东中医药大学第二附属医院)

张　蕾(中国人民解放军空军特色医学中心)

张岳阳(中国中医科学院望京医院)

张志杰(北京中医药大学东方医院)

赵家有(中国中医科学院研究生院)

赵　勇(中国人民解放军总医院第六医学中心)

特约编辑: 陈　强

目 录

第四章　治疗阶段

第五章 相关疾病

第六章　生育保险

第一章　基础知识

1.男性生殖系统家庭成员有哪些

一直以来,人们对男性的认识相对不足,甚至男性本身对自己特有的结构也都未必清楚了解。在此,我们先介绍一下男性生殖系统的基本情况:男性生殖系统由内生殖器和外生殖器两部分组成。其中,内生殖器由生殖腺(睾丸)、输精管道(附睾、输精管、射精管、尿道)和附属性腺(精囊、前列腺、尿道球腺)组成;外生殖器包括阴囊和阴茎。

(1)生殖腺:即睾丸,其与附睾一起共处阴囊内,左右各一,外形略呈扁卵圆形,表面光滑,质地柔韧,长4~5 cm,宽约3 cm,厚约2.5 cm,容积大小为12~25 mL。它的主要功能是分泌雄激素,产生精子。

(2)输精管道:①附睾,紧贴睾丸的上端和后缘,呈新月形,是储存精子的主要场所,并为精子的进一步成熟提供营养。②输精管,起始于附睾尾(是附睾的延续),由睾丸后缘和附睾内侧上升,走行于阴囊、皮下精索、腹股沟管、盆腔内,末端与精囊排泄管汇合。全长40~50 cm,主要功能是输送精子。③射精管,由输精管末端与精囊的排泄管汇合而成,穿经前列腺实质,开口于尿道的前列腺部,长约2 cm。主要功能是输送精子。④尿道,成年男性尿道长约18 cm,始于尿道前列腺部,止于尿道外口。全程可分为前列腺部、膜部(二者统称为后尿道)和海绵体部(前尿道)。尿道的主要功能是

排尿和输送精液。

（3）附属性腺：①精囊，位于膀胱底和直肠之间，在输精管末端的外侧。左右各一，为长椭圆形的囊状器官，上宽下窄，表面凹凸不平，下端为排泄管。它分泌的液体呈淡黄色，稍黏稠，是精液的重要组成部分（占精液的 60% ~ 70%）。②前列腺，位于膀胱下方，形似栗子，底向上尖向下。它能持续分泌一种较稀薄的无色乳状液体（称为前列腺液）。③尿道球腺，是一对球形腺体，开口于尿道海绵体部的起始部。其分泌物叫作尿道球腺液，起润滑尿道利于射精的作用。

（4）阴囊：为一皮肤囊袋，分为左、右两部分，分别容纳两侧睾丸和附睾等。阴囊壁由皮肤和肉膜组成，肉膜含有平滑肌，通过平滑肌舒张或收缩来调节阴囊内的温度，从而有利于睾丸内精子的发生成熟。

（5）阴茎：分为阴茎头、阴茎体和阴茎根三部分。阴茎皮肤薄而柔软，并富有延展性，适于阴茎勃起。海绵体由两个阴茎海绵体和一个尿道海绵体组成。海绵体腔与血管相通，当海绵体内充满血液时，阴茎就增大、勃起，成为男性的交配器官。

2.谁在指挥精子的发生

男性体内精子发生是一个复杂的过程，需要一个精密的指挥系统来调控，这个系统就是下丘脑－垂体－性腺轴。正

是在这个系统的调控下,男性得以在一个稳定的激素环境中维持生殖生理活动。

所谓的下丘脑－垂体－性腺轴,在男性体内就是由下丘脑、垂体、睾丸组成的一整套指挥体系。当人体出现生理活动时,下丘脑把从神经中枢接收到的各种信息加工转化为信号,传递到它的下一级——垂体。而负责在两者之间传递信息的"使者",叫作促性腺激素释放激素。垂体接收到下丘脑发出的促性腺激素释放激素后,就会合成并分泌黄体生成素和卵泡刺激素。黄体生成素和卵泡刺激素再次充当"传令兵",将信号传递到睾丸,促使睾丸分泌雄激素和精子发生。

另一方面,雄激素本身有抑制下丘脑分泌促性腺激素释放激素的作用,当睾丸分泌的雄激素过多时,它会反过来抑制下丘脑生成促性腺激素释放激素,那么下丘脑－垂体－性腺轴就会在源头上被遏制,作为末端的雄激素也会大量减少,从而保持微妙的平衡。这一机制被称为负反馈调节。这一正一反两种调节方式,共同保证了下丘脑－垂体－性腺轴内激素的动态平衡。

在这个层层递进、职责分明的下丘脑－垂体－性腺轴里,下丘脑是整合中心,它接收来自神经中枢和睾丸负反馈调节的信息,"谨慎"地调节着促性腺激素释放激素的分泌。促性腺激素释放激素的分泌为脉冲式节律,每天分泌的峰值出现在清晨,一年分泌的峰值则在春季。垂体促性腺激素同样呈脉冲式释放,1~2 h 释放 1 次,它的脉冲式释放受下丘脑脉冲式激素分泌的调节。

一方面,睾丸的功能受垂体促性腺激素的调节;另一方面,睾丸有旁分泌和自分泌等超短反馈的自身调节机制,这种自身调节机制是睾丸自我促进和自我抑制功能间矛盾的协调。旁分泌是指某种组织中一种细胞产生的因子作用于同一组织中的另一种细胞,从而起到调节靶细胞的功能。睾丸内多种细胞分泌的因子通过旁分泌作用可以对精子发生进行更精细的调控,这也是对下丘脑－垂体－性腺轴调控机制的一种补充。

睾丸间质细胞合成分泌的睾酮,是启动和维持精子发生最重要的激素。睾酮一部分被释放到间质血管和淋巴管外,促进和维持各种生理功能,另一部分到达睾丸生精小管的支持细胞内,促进生精细胞的分裂分化,直接参与生精过程。同时,除了睾酮外,在促性腺激素刺激下由支持细胞分泌抑制素,抑制垂体分泌卵泡刺激素,直接或间接抑制生精细胞分裂,从而维持生精细胞数量恒定。抑制素和睾酮是生精负反馈调控的重要因素。

下丘脑－垂体－性腺轴以分泌的各种激素为手段,辅以旁分泌作用等其他调控机制,精妙而协调地维持着男性正常的生殖活动。

3 精子是怎样发生的

所谓的精子发生,是指精原细胞经过一系列分裂分化,最后演变为精子的整个过程。精子发生是在睾丸的生精小管中进行的。

　　无论是精原细胞还是精子,它们都是生精细胞的不同发育阶段。生精细胞的发育阶段共有 5 个,分别是精原细胞、初级精母细胞、次级精母细胞、精子细胞和精子,处于支持细胞侧翼环抱的独特的微环境里。

　　精子发生的过程分为 3 个阶段,分别是精原细胞的增殖、精母细胞的成熟分裂和精子形成。一代精子发生过程未完成前,新一代精子的发生已经开始,因此,精子发生始终前代与后代重叠,连续不断。

　　精原细胞的增殖,是通过有丝分裂和分化来完成的。男性在进入青春期前,生精细胞只有精原细胞这一种形态。处于青春期时,受激素调节影响,处于分裂间期的精原细胞被启动进入周而复始的有丝分裂进程,这些细胞被称为精原干细胞。精原干细胞在增殖过程中一部分维持不变,保持原始型的干细胞;另一部分开始分化,进入形成精子之路。这些细胞的分化不可逆转,它们最终形成初级精母细胞。

　　初级精母细胞经过一次减数分裂后形成次级精母细胞,次级精母细胞再经过一次减数分裂后形成精子细胞。减数分裂完成后形成的精子细胞呈圆形,还不具有使卵细胞受精的能力。圆形的精子细胞需要经过复杂的变态过程才能分化成为成熟的精子。在精母细胞分裂的同时,精子细胞已经逐渐移动并接近生精小管管腔,在形态学上发生了复杂的变化,形成有头、尾的精子并进入生精小管管腔内。至此,精子在睾丸中的发育过程就基本完成了。

　　精子发生过程中生精细胞的 5 个发育阶段在睾丸内可以同时看到。其中精原细胞紧贴生精小管基膜,直径约为 12 μm,呈圆形或不规则圆形,细胞质内核糖体较多。初级精

母细胞在初级阶段与精原细胞不易区别,随着细胞向生精小管管腔移动,细胞质不断增多,胞体变大,直径可达 18 μm,具有显著的细胞核。次级精母细胞更靠近生精小管管腔,呈圆形,直径约为 12 μm。精子细胞位置接近生精小管管腔,直径约为 8 μm,细胞体呈圆形,细胞核小,着色略深,细胞质少,含有许多线粒体及明显的高尔基体和中心体。精子呈蝌蚪形,位于生精小管上皮游离面支持细胞的顶部,成熟后释放入生精小管管腔。

精子生成后沿生精小管进入附睾,在附睾内停留大约 2 周后,才能最终发育为具有运动和受精能力的成熟精子。从精原细胞发育为成熟精子需 64 ~ 72 d。

4 精液的秘密

精液和精子常常被混为一谈。精液中包含精子,精子只是精液的一部分。精液由精子和精浆两大部分组成,其中精子约占 5%,精浆约占 95%。精子由睾丸产生,精浆由附睾、精囊、前列腺、尿道球腺等产生的分泌液共同组成,含有果糖和蛋白质等,为精子提供营养物质。

一直以来,人们都把精液质量的好坏作为评价男性生育力的基本指标。初步判断精液质量合格与否,可以从以下几点进行观察:

(1)精液量:一般来说,生育力正常的男性一次射精量为

2～6 mL,精液量的多少与射精频率有一定关系(呈负相关)。如果精液量小于1.5 mL,存在前列腺及精囊病变或射精管阻塞的可能;如果精液量过多,精子会被过度稀释,也会影响男性生育力。

(2)颜色:正常精液颜色是乳白色或灰白色,液化后为半透明的乳白色,长时间未射精者可略呈浅黄色。如果精液出现黄绿色,表示男性生殖道可能存在炎症(如前列腺炎和精囊炎)。如果精液呈红色,表示精液中可能含有血液,经检验含有大量红细胞者可确诊为血精,常见于精囊炎、前列腺炎或尿道炎患者,偶可见于结核病或肿瘤患者。

(3)气味:刚排出体外的精液具有特殊腥味,如出现比较重的腥臭味者,则考虑可能存在感染的情况。

(4)液化情况:正常精液射出后,在精囊分泌的凝固酶作用下变为胶冻状。随后在前列腺分泌的水解酶的作用下开始逐渐液化,一般15～30 min内精液就会液化,呈稀薄透明、类似水的状态。液化后精子才能达到最大的活动能力,若1 h后仍然不呈液状,即为精液不液化,会影响精子的游动,导致男子不育。

上面几点只是评估男性精液质量的理化指标,评估男性精液质量还有许多其他重要内容,如精子数量、活力、浓度、形态等。想要明确精液质量还是需要到医院进行精液常规检查、精子形态学检查、精浆生化检查等相关检查。

5. "小·蝌蚪"的秘密

精子是人类繁衍过程中的主角之一,它携带着男性的遗传基因,进入女性身体与卵子结合形成受精卵,是精液中的关键元素。

正常精子形态为蝌蚪状,全长约 60 μm,包括头、颈、中段、主段和末段。由于通过光学显微镜很难观察到精子末段,因此,一般认为精子是由头(和颈)、尾(中段和主段)两部分组成。

精子头部的正面观为椭圆形,侧面观为梨形,主要由顶体和细胞核构成,在顶体尾部还存在与受精密切相关的顶体后环和核后环。顶体是精子头部的重要组成部分,缺乏顶体的精子无受精能力。细胞核表面是核膜,内部为核质。核质为高度浓缩的染色质,一般看不到核仁,染色质的高度浓缩可以保护基因免受外界有害因素的干扰。

精子的尾部为细长的鞭状结构,故又称为鞭毛,长约 55 μm,是精子的运动装置,可分为颈段、中段、主段和末段。精子的尾部外层包有细胞膜,与头部细胞膜相连。颈段是精子尾部与头部相连接的中间体,故又称连接段,由前端的小头、中央的中心粒、后端的节柱组成。中段位于颈段和主段之间,是精子尾部的主要部分,长为 5 ~ 7 μm,由内到外主要由轴丝、外周致密纤维、线粒体鞘和细胞膜组成。轴丝前段

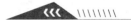

连于颈段,后部向尾部延伸。轴丝由周边的 9 对双联微管和中央 2 根单独的微管组成,其与精子尾部摆动的速度及节律有关。主段是精子尾部最长的一段,长约 45 μm,前与中段相连,后与末段相续。主段轴心仍为轴丝,轴丝复合体外细胞膜的下方无线粒体鞘,而是纤维鞘。末段为精子尾部的最后一段,只含轴丝和外周的细胞膜。

第二章　备孕阶段

6.如何判定自己是处于备孕阶段，还是不育阶段

根据世界卫生组织规定,夫妇不采用任何避孕措施,有性生活1年以上而女方未怀孕的,由于男方因素造成者,称为男性不育。这个定义里给我们提供了一个时间概念,即前提是1年的时间,如果备孕1年了,仍然没有让女方怀孕,就不能考虑是备孕阶段了,而应当属于不育阶段。这个定义还给出了一个行为概念,即前提是没有采取任何避孕措施。有些患者虽然结婚1年多了,但是婚后一直采取避孕措施,这时候到门诊做检查,仍然是按照备孕阶段处理,而不能说处于不育阶段。

备孕前的检查略不同于普通的常规体检,它更倾向于生殖系统的检查和遗传方面的咨询与检查。在常规体检的基础上,生殖系统检查重点在于精液常规检查和精子形态学检查,同时需要筛查有没有性传播疾病的存在,如果有生殖器疱疹或尖锐湿疣这类疾病是暂时不适宜生育的,需要到皮肤性病科就诊,达到临床治愈以后再考虑生育问题。同时也需要筛查乙型肝炎病毒、丙型肝炎病毒、梅毒螺旋体病毒和艾滋病病毒抗体等,这是保证女方和孩子健康的一道关卡。另外,泌尿生殖道感染史也可能会影响精液的质量进而影响男性生育力,因此也需要告知医师,以判断是否需要进行针对性的检查。如果家族里有罹患遗传性疾病的亲属,需要做一下遗传学的咨询,必要的时候查一下夫妻双方的染色体和相应的基因情况。

还有一些特殊的患者,怀孕后会出现流产或胚胎停育的现象。临床上把与同一伴侣发生连续 2 次或者 2 次以上流产的叫作复发性流产。对于复发性流产的夫妇,男方除了需要做精液常规检查之外,还需要检查精液内是否有支原体、衣原体,以及进行染色体核型分析等。当然,导致流产女方的因素也很多,同样需要进行全面检查。对于这种情况建议在下次怀孕初期就积极地到医院进行保胎治疗。对于胎儿染色体正常的妊娠,通过保胎治疗绝大多数是可以正常生育的。如果发生了多次的流产,而且流产的胎儿染色体总是出现各种各样的异常,这时候虽然能够自己怀上,但建议采取植入前遗传学诊断的方法来解决生育问题。

备孕期间一定要戒烟戒酒,不要蒸桑拿、泡温泉,不要接触有毒化学品、重金属、辐射等,尽量避免影响精液质量和子代健康的因素。适当地进行体育锻炼,保持良好的生活方式,摄入适量的维生素、微量元素对于备孕是有益的。

7.备孕精子到底多少才算合格

为了能生育一个健康的宝宝,很多男性朋友在备孕之前都会到医院做一下精液常规检查。但是拿到检查报告之后,一般人往往被一系列的参数弄得晕头转向,不知道各个参数代表什么意思,也不知道哪些数据才是最能反映精液质量的指标。

精液常规检查是判定男性生育力最常用的方法,它包括检查精液的物理性状:也就是精液量为多少毫升,是不是在合适的时间内液化,精液的 pH 是多少,精液的颜色是不是正常等;精子参数的检查:精子的浓度、活力和畸形率的检查。精液常规检查,大多数实验室采用了计算机辅助精液分析系统,但精液物理性状的检查仍采用人工测量的方式。成年男性一般一次排精量在 2~6 mL,第五版《世界卫生组织人类精液分析实验室技术手册》给出的参考值是成年男性一次排精量最少为 1.5 mL。精液一般为乳白色或灰白色,一般 pH 在7.2~8.0。精液过酸或过碱均不利于精子的存活和功能,也提示附属性腺存在问题。如果超过 1 h 精液仍然不液化,则可能会影响生育。

2010 年,世界卫生组织出版了第五版《世界卫生组织人类精液分析实验室技术手册》,将精子活力分为前向运动精子、非前向运动精子和不活动精子,其中前向运动精子的比例参考值的下限为 32%;精子总活力,也就是总的前向运动精子加上非前向运动精子比例大于 40%。具体情况见表 2-1。

表 2-1　第五版《世界卫生组织人类精液分析实验室技术手册》部分参考值

参　数	参考值下限	参考值正常范围
精液体积	1.5 mL	1.4~1.7 mL
精子总数	39×10^6/一次射精	$(33~46) \times 10^6$/一次射精

续表

参　数	参考值下限	参考值正常范围
精子浓度	$15 \times 10^6/mL$	$(12 \sim 16) \times 10^6/mL$
精子总活动率	40%	38% ~42%
精子前向活动率	32%	31% ~34%
精子存活率	58%	55% ~63%
精子形态学	4%	3% ~4%

很多男性朋友拿到精液常规检查结果同参考值一比较，发现各项指标都是正常的，便欢欢喜喜地去尝试怀孕了。可是还有很多男性朋友拿到检查报告单后，发现总有某些指标没有达到参考值的最低标准，满脸愁容地过来询问是不是这样就不能要孩子了。实际上，精液参考值的意义在于评估能够让女性怀孕的概率，也就是达到参考值标准的精液，具有相对正常的生育力，如果低于参考值的标准，其怀孕的概率会偏低，但不是不能够生育。精液参考值的制定采用的是统计学的方法，实际上有一些人正常怀孕了，但是其精液指标并没达到参考值标准。只不过没达到参考值的患者，自然怀孕的时间会延长。

总的来说，在备孕阶段精液参数是怀孕概率预期的一个参考，不作为是不是能尝试怀孕的依据，无论精液参数是否达标，都可以备孕。如果备孕阶段发现精液参数异常，可能需要我们在生活方式上避免不利的因素，查找一下有没有其他疾病，若有则早做打算，采取措施提高怀孕的概率。

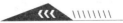

8.在备孕阶段如何提高怀孕概率

如何提高怀孕的概率,涉及精液质量、性生活的时机与频率等方面。

精液质量与禁欲天数有关,禁欲时间越久,产生的精子排不出来,久而久之精子就会老化,排出后的精子活力反而会下降。

怀孕开始于精子和卵子的结合,所以一般认为排卵期同房怀孕机会更大。平常女性自己监测排卵,可采取计算法,一般来说,排卵的时机在下一次月经来时往前倒数 14 d,月经周期规律的女性较易预测出来。现在常用的还有排卵试纸,血中黄体生成素达到高峰以后的 36 h 左右基本就会发生排卵,所以当排卵试纸检测到明确的强阳性时,就表明血中黄体生成素达到高峰,此后的 1~2 d 就会排卵。超声检查加上血激素水平检测,是医院常用的监测排卵的方法,有些时候甚至可以采用控制性排卵技术,从而预测到比较准确的排卵时间。有研究显示,在预测排卵的前一天同房受孕概率达到最高,在预测排卵的当天开始下降。

有很多的研究都表明,即使每天排精,大多数的男性也能够具有正常的精液量、精子浓度和活力。所以从精液质量的角度来看,性生活是需要一定频率的,不宜禁欲过久。有一项针对 221 对被认为具有正常生育力的夫妇的研究显示,如果每天同房,其周期受孕概率约为 37%,隔天同房的周期受孕概率约为 33%,每周 1 次同房受孕的概率则降低至 15% 左右。也就是说,随着同房频率的增加,自然怀孕的机会也会增加。所以,在女性排卵期前后,每天 1 次或者隔天 1 次的同房频率更有利于怀孕。

但需要指出的是,根据预测的排卵期进行同房频率的推荐,会给备孕人群造成不必要的心理压力,尤其是尝试几个周期后仍无法受孕,备孕者自信心会大打折扣,尝试怀孕时的压力、焦虑和挫败感甚至会引起男性在排卵期发生阴茎勃起功能障碍。因此,备孕时同房的频率要根据自身的喜好来定,不能像完成任务一样,这既缺少了性生活的乐趣,也达不到怀孕的目的。

许多备孕的夫妇喜欢在同房后让女方仰卧,臀部抬高,减少精液从阴道口流出,甚至有人信誓旦旦地说某些同房体位与孩子的性别有关,这些都是没有科学依据的。不管怎样的同房姿势,在男性射精后的数秒,在宫颈管内都能够发现游动的精子。

备孕的夫妇总是希望采取多种措施早点儿怀孕。一旦备孕超过 1 年仍未能如愿,达到不育阶段,则建议积极寻找原因,进行针对性治疗,必要的时候可以采取辅助生育技术助孕。

第三章　不育阶段

9.如何评估男性的生育力

正常情况下夫妻能否怀孕,取决于配子(卵子和精子)的结合。所以准确地说,怀孕第一步,对于男性来讲应该是"阴道内射精"的过程。人类的性交有生殖属性也有娱乐属性,"阴道内射精"要比"性功能正常"更能反映生育方面的问题。有很多患者就诊,并不是因为没有性生活,而是因为最终没有完成阴道内射精。

阴茎无法完成阴道内射精的原因有很多。有的是女方处女膜未破或因性交痛难以进入,有的是男方无法勃起或中途疲软,有的是性交时间过长无法射精,有的是各种性心理偏好不能完成阴道内射精,还有的是逆行射精造成精子无法排入阴道,等等。这和我们平时所说的性功能好坏或有没有"正常的"性生活是不太一样的。

有了阴道内射精,接下来才要看精液的质量。对于精液质量,目前常用的评价指标如下:

(1)精液常规检查。主要指标有精子数量(精液量×精子浓度)、精子活力比例(包括快速前向运动、慢速前向运动等),这直接反映了精子"军团"的规模和战斗力。

(2)血清生殖激素。主要包括卵泡刺激素、黄体生成素、睾酮,其他还有如抑制素 B、催乳素等。主要反映的是生殖系统各部分之间的信号传递,我们把这个系统命名为下丘脑 –

垂体-性腺轴。整个系统好比一个军工厂，司令部（大脑）下达生产指令，工厂（睾丸）执行指令生产产品（精子），工厂再把数据报给司令部，司令部就可以根据数据报表决定下一阶段的生产任务了。若中间某一个数据出了问题，都会反映到相应的环节。比如，有些无精子症患者是工厂出了问题（如高促性腺素性功能减退症），不能有效接收和执行生产指令，从而刺激司令部不断释放指令，检查就会发现司令部下达的任务指令使得卵泡刺激素和黄体生成素数值高出很多；有些无精子症患者，检查发现卵泡刺激素和黄体生成素低很多，很有可能就是司令部出了问题（如卡尔曼综合征等），这时我们给它补充命令信号，睾丸这个工厂就可以正常生产产品了；还有些无精子症患者，生殖激素水平都没有异常，说明司令部和工厂功能都还可以，这就要考虑是不是运输的道路即输精管出了问题（如输精管梗阻），如果是则可以用手术疏通来解决。信号传导是一个复杂的系统，发现数值异常也不必惊慌，可以找专科医师咨询一下。部分常见的生殖激素正常范围见表3-1。

表3-1　部分常见生殖激素参考值

项目名称	正常范围
卵泡刺激素	1.5~11.5 mIU/mL
黄体生成素	1.1~8.2 mIU/mL
睾　酮	8.89~37 nmol/L
催乳素	<15 ng/mL

（3）精子DNA完整性。即指丈夫精子的遗传信息是否完整，常用精子DNA碎片率指标来评价。如果说精液常规

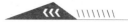

检查看的是精子的外部特征,那么精子 DNA 碎片率则提供了精子的内部信息。精子 DNA 碎片率高也会引起受精障碍,并可能导致不育、反复流产或胚胎停育等。

常用检测方法是基于流式细胞法的染色质结构分析。具体见表 3-2。

表 3-2　染色质结构分析精子 DNA 碎片率参考值

结果范围	意　义
精子 DNA 碎片率 <15%	精子 DNA 完整性良好
15%≤精子 DNA 碎片率≤30%	精子 DNA 完整性一般
精子 DNA 碎片率 >30%	精子 DNA 完整性较差

(4)染色体、Y 染色体微缺失。遗传也是重要因素,严重的不孕不育、反复流产、胚胎停育及严重少精子症、弱精子症、畸形精子症患者均应排除染色体问题。常见的染色体异常包括数目异常(如 45,X0、47,XXY、47,XYY 等)、结构异常(各种易位、倒位)及多态性等。Y 染色体微缺失检查是最近几年开展的针对基因缺失的检查,目前常用方法都会包括 6~8 个基因位点。

(5)精浆生化。精浆就是精子生活的环境,故精浆的病变会影响精子的质量。精浆由不同部位的分泌液组成,约 1/3 来自前列腺,2/3 来自精囊,其余来自附睾等部位。精浆生化检测是用来检查这几个部位是否有病变。例如,反映前列腺分泌功能的精浆锌及酸性磷酸酶,反映精囊分泌功能的精浆果糖,以及反映附睾功能的肉碱及中性 α-葡糖苷酶等。这些指标异常可以推断相关腺体的功能病变。参考值见表 3-3。

//////// >>>

表3-3 精原生化测试指标参考值

项目名称	参考值
精浆锌	1.09～4.86 mmol/L
酸性磷酸酶	152～1665 U/mL
精浆果糖	≥6.04 mmol/L
肉 碱	≥145.83 μmol/L
中性 α-葡糖苷酶	≥10.12 U/L

10.什么原因导致了我的不育

据世界卫生组织报道,全世界男性的精子数量正以每年2%的速度下降。如今我国城市人口中,有10%～15%的夫妻怀孕非常困难或者无法怀孕。

男性不育的原因有很多,如躯体疾病、环境污染、酗酒、吸烟、长期服用某种药物和精神因素。

(1)感染。泌尿生殖道感染与男性不育密切相关。支原体感染引起的附睾炎和慢性前列腺炎,会影响精子的正常功能。如果精液中存在支原体感染,支原体会大量吸附于精子表面,摄取其营养物质进行代谢,蓄积的毒性产物会直接破坏精子膜,使精子变得臃肿,前进阻力增大,大幅降低精子的数量和活力。

衣原体不仅可吸附于精子表面,还可进入精子内部造成精子膜和顶体的破坏。衣原体对精子的发生成熟及精子的

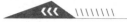

受精能力都有干扰作用。在衣原体感染引起不育的男性患者的精液、睾丸及附睾中均发现了衣原体,同时精子的形态也发生了异常,生精小管管腔被不成熟的生精细胞所阻塞,附睾纤毛缺失,因此我们认为衣原体对睾丸、附睾有破坏作用,可引起不育。

(2)医源性因素。最常见的影响男性生殖功能的药物是激素类和化学治疗(化疗)药物,前者主要是干扰下丘脑－垂体－性腺轴,影响精子发生成熟;后者主要是损害生精小管上皮和间质细胞的功能,甚至可导致睾丸萎缩。

抗菌药物中的呋喃妥因可损害精子质量,导致精子畸形。磺胺类药物,比如复方磺胺甲噁唑片可以抑制睾丸功能,使精子数量大大减少,精子活力明显低下。大环内酯类药物,如红霉素、螺旋霉素等会造成精子发育停滞和有丝分裂减少,使精子被损伤或被杀死,存活的精子活力也明显下降。治疗溃疡性结肠炎的柳氮磺胺吡啶会影响附睾等的功能,导致精子质量下降。

X射线也会对男性生殖功能造成不利影响,比如放射性睾丸损伤会导致生精细胞DNA改变和数量减少,表现为少精子症、弱精子症和畸形精子症等。长期接触X射线的男性,出现生殖健康问题的概率比正常男性高,如流产、死产、胎儿先天畸形和不育的比例均较高。

(3)年龄。相对于女性而言,男性生育力可维持到较高年龄,但也会随着年龄的增加逐渐减退,表现为性激素水平的变化、精液质量下降及子代遗传风险增高。高龄男性的精子DNA碎片率显著高于年轻男性,且精子DNA损伤增高与胚胎着床前发育不良、早期流产率的升高均有关。

（4）肥胖。肥胖也是影响男性不育的一大因素。肥胖不仅影响体型，还会导致男性体内雄激素水平下降，雌激素水平升高。雌雄激素比例的失调会导致精子浓度降低，精子总数减少，前向运动精子总数减少等。

（5）不良生活习惯。生精过程需要保持阴囊局部温度适宜，有些人喜欢穿紧身裤和牛仔裤，影响局部散热，造成睾丸温度升高，不利于精子生成。还有人喜欢用过热的水洗澡，尤其是长时间坐浴和蒸桑拿，会使阴囊长时间处于温热之中，影响精子发生而引起不育。长期坐办公室的人和出租车司机等久坐者，也需要注意这一点。

此外，穿混纺及聚酯等化纤内裤，容易在局部产生静电，抑制精子发生，减少精子数量，引起少精子症，建议换成纯棉内裤。

（6）腮腺炎。青春期男孩及成年男性易患腮腺炎性睾丸炎，可使睾丸结构和功能发生改变，引起睾丸萎缩及生精功能障碍，甚至导致不育。国外学者对 298 例腮腺炎性睾丸炎患者进行跟踪随访，发现 50% 的患者在 1～3 个月内出现严重的生精功能障碍，25% 的患者出现不可逆的睾丸萎缩。

（7）烟酒嗜好。烟和酒是精子的大敌。烟草中的尼古丁会降低性激素的分泌，影响精子发生，使精子数量减少或质量不佳而导致不育。据报道，每天抽烟 30 支的男子，其精子存活率仅为 40%。抽烟对 30～40 岁男性的生殖功能损害最大，经常抽烟的男性的不育率是不抽烟男性的 3 倍。

睾丸中的生精细胞也易受到烟草中有毒物质的侵害，导致精子发育不良或畸形。目前认为，婴儿某些出生缺陷与其父亲抽烟有关，如脑积水、尿道狭窄、唇裂、腭裂等。

酒精具有睾丸毒性,可降低精子密度,增加精子畸形率,导致不育。长期嗜酒者的精液中,不活动的精子可高达80%,发生病理形态改变的高达83%。酗酒不仅会导致男性生殖功能降低,还会使精子的染色体产生异常,造成出生的婴儿或智商不高或体能不佳或先天病残,影响后代的健康成长。

(8)环境污染。细颗粒物($PM_{2.5}$)对生殖健康和妊娠结局同样有着广泛而深远的影响。动物实验证实,$PM_{2.5}$经呼吸道吸入可导致大鼠睾丸的明显损伤、精子数量下降、精子形态异常率升高。精液采样前2~3个月的$PM_{2.5}$浓度与精子活力呈负相关,并且$PM_{2.5}$浓度升高与精子头部畸形率升高有直接关系。

汽车尾气也会影响男性生育力,主要破坏精子质量。每天在高速公路附近工作或生活6 h以上的男性的精子质量明显比同年龄段的其他男性差。

农药、杀虫剂、洗涤剂、食品添加剂、防腐剂、催化剂等化学制剂也在严重影响男性精子质量。农药可干扰遗传信息的传递,引起精子DNA突变。当致突变物质作用于体细胞时可致癌;而当致突变物质作用于生殖细胞时,便可致畸形。

(9)精神压力。如果精神长期处于压抑、沮丧、悲观、忧愁等的情绪下,大脑皮层功能会失调,神经内分泌功能也会紊乱,睾丸的生精功能等会随之发生障碍,最终导致不育。

11.放射治疗会影响生育吗

▽

什么是放射治疗(放疗)? 放疗是利用放射线如放射性同位素产生的 α 射线、β 射线、γ 射线和 X 射线,对恶性肿瘤及一些良性病变进行的治疗。然而,放疗是一种有争议的治疗方式,因为其应用高水平的放射线会影响个体的遗传状态,会对个体后代造成不利影响,有一定的生育风险。

放射线对男性生殖系统的影响,首先表现在诱导启动氧化应激上,可引起一系列的细胞损伤。人类精子对氧化应激非常敏感,这些细胞容易受到电离辐射等因素的侵害,造成精液各项基本参数的降低。

男性睾丸被认为是对放射线最敏感的器官之一,辐射暴露可能会引起染色体畸形增加。胚胎上皮和精原细胞对放射线暴露极其敏感,能引起精原细胞与精母细胞的凋亡和有丝分裂的终止。低剂量辐射会抑制精子的生成,引起精子数目显著降低;较高剂量辐射会造成长期或永久性无精子症。

辐射还可导致离体精液中精子 DNA 碎片率显著增加。在特发性男性不育患者中,约20%的患者存在精子 DNA 碎片率增加。

对男性患者进行放疗时,要保护其睾丸组织;然而一些特殊的接受放疗的患者,生殖系统仍会受到损害,例如接受骨髓移植前的全身照射、睾丸特异性肿瘤的放疗等。患直肠

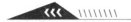

癌、前列腺癌和睾丸癌的男性患者,在接受放疗时会受到高剂量的骨盆照射,这种定位放疗会引起睾丸功能永久性损害。睾丸癌和霍奇金淋巴瘤患者,接受长达 2 年的放疗后,会发生精子 DNA 损害。

放疗的不同剂量和疗程,所引起的细胞毒性影响是有显著差异的。现在已经有许多关于放疗对男性癌症患者生育状态影响的研究,这些研究都表明:放射剂量与精子发生呈负相关,即放射线的累积剂量越大,精子发生就越差。表 3 - 4 显示了放射剂量的不同对生精功能恢复的影响,即精子发生恢复到放射暴露前的水平所需的时间。

表 3 - 4　睾丸放射暴露后精子发生恢复时间

放射剂量	恢复周期(恢复到患者放射暴露前的精子浓度)
<1 Gy	9 ~ 18 个月
2 ~ 3 Gy	30 个月
≥4 Gy	>5 年

研究发现,局部放射剂量超过 40 Gy 可成为引起男性不育的风险因素,建议接受放疗的男性在放射暴露后 12 ~ 18 个月内不要使伴侣怀孕。放疗可能对生殖腺、附属性腺及输精管造成损伤,影响睾丸生精过程,杀伤精子,严重的可能引起无精子症。尤其值得重视的是:睾丸精原细胞瘤患者无论婚否,无论单侧或双侧睾丸患病,医师都应告知患者可能存在的生育隐患,并提醒患者应在术前或放疗前考虑冷冻保存精液。

12.化疗会影响生育吗

▽

药物虽然能治病救人,缓解疾病所带来的痛苦,但一些药物也可能损害睾丸功能,导致男性不育。化疗药物可损害睾丸生精小管上皮和间质细胞功能,不管是一种抗肿瘤药单独使用,还是几种抗肿瘤药联合使用,都有酿成药物性睾丸损害的危险。

大量应用烷化剂,常导致生殖功能不可逆的损害,比如环磷酰胺、噻替哌、苯丁酸氮芥等可引起生殖细胞损害,使精子数量减少、活力下降、畸形增多,甚至导致无精子症。其中环磷酰胺应用广泛,其对生育力的远期影响不容忽视。环磷酰胺用于治疗多发性骨髓瘤等,当成人每日用量达 6~10 g 时,可引起男性精子数量显著降低,甚至完全无精子。每日使用 400 mg 苯丁酸氮芥也会出现无精子状态,至少在停药 4~5 年后才可能渐渐恢复。这是因为环磷酰胺、苯丁酸氮芥等烷化剂会对睾丸生精功能产生直接损害,造成生精小管萎缩,精原细胞、精母细胞凋亡,精子发生出现障碍。

另外,抗肿瘤药如阿霉素、放线菌素 D、顺铂等,也会直接损害睾丸的生精功能。一些抗肿瘤药,如依托泊苷等生物碱抗癌剂,并不直接损害睾丸,而是通过影响垂体分泌卵泡刺激激素,造成该激素水平升高,从而影响睾丸的激素调节功能。

抗代谢药(如甲氨蝶呤、阿糖胞苷)、抗肿瘤植物成分药

（如秋水仙碱、长春新碱等）及其他多种抗肿瘤药也都有抑制生精的不良反应。秋水仙碱可以杀伤分化中的精原细胞导致精子减少。

化疗中的患者血清卵泡刺激素水平升高,部分出现无精子症。化疗后血清卵泡刺激素水平下降者显示生精功能恢复,血清卵泡刺激素水平持续不降者生精功能恢复的机会小。接受 PVB（顺铂、长春新碱、博来霉素）、PVP（顺铂、长春新碱、平阳霉素）及 POMP（泼尼松、长春新碱、甲氨蝶呤、6 – 巯基嘌呤）方案治疗的患者,生精功能恢复的概率只有 50% ~ 60%。接受顺铂化疗方案的患者常常发生无精子症,其中多数在 4 年内恢复生精功能。用烷化剂治疗者生育率较对照组低 60%;霍奇金病以 MOPP（氮芥、长春新碱、丙卡巴肼、泼尼松）和 COPP（环磷酰胺、长春新碱、丙卡巴肼、泼尼松）方案治疗后,永久性无精子症的发生率为 80% ~ 100%。所以,化疗对男性生育力的影响很大,有条件者最好提前冷冻保存精液。

13.哪些手术会影响男性生育

男性如何能够正常生育,前提条件是睾丸要产生精子。有了精子之后是不是就一定能怀孕呢? 答案是否定的,因为精子要排出体外,必须要有输送管道。精子首先通过输出小管到达附睾,经过附睾输送到输精管,顺着输精管穿过前列

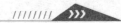

腺到达射精管(射精管与尿道相通),射精时精液经过射精管进入尿道,继而经尿道外口射出体外,完成精子的发射。整个输精管道中输精管所占的比例最长,其包括4个部分:睾丸部、精索部、腹股沟管部和盆腔部。

什么手术会影响男性生育力?只要影响精子的产生、输送或精子射出的扳机点的手术都可能会导致精子无法射出体外,影响男性生育力。

首先,睾丸是产生精子的场所,是男性生育的必要条件。新生儿期最常遇见的是睾丸未在阴囊内,临床上称为隐睾,出生半年后可接受手术治疗,最晚不超过1岁半,如果成年之后再通过手术将睾丸下拉至阴囊内,其睾丸产生精子的能力会明显下降,多数患者伴有精子数量少、活力弱,甚至是无精子症。如果手术过程中损伤到输精管或附睾,同样会导致无精子症。因睾丸、附睾肿物需要进行手术切除的,术后可能会影响生育;如果是恶性肿瘤,需要进一步放疗或化疗,势必会加重破坏睾丸的生精能力,所以建议未生育的患者接受手术前提前冷冻保存精液。

其次,一些手术可能会损伤精子的输送管道。第一种是从输精管道的起始段开始,最常见的手术包括因附睾结核、慢性附睾炎、巨大附睾囊肿行附睾切除手术,导致输精管起始部位中断,使得精子无法通过输精管。第二种是精索部分的输精管的手术,最常见的是双侧输精管结扎术,其他不常见的手术包括精索囊肿切除术、鞘膜切除术等,手术虽然很小,但是术中如果损伤到一侧的输精管,则会导致男性生育力下降。第三种是腹股沟部的手术,最常见的是腹股沟疝修补术,如果损伤或补片卡压输精管,则会引起输精管不通畅,导致无精子症。目前由于引进了先进的显微技术,可以恢复输精管的连续性,使患者能够重新自然排精。第四种是盆腔部的输精管手术,譬如患有前列腺肿瘤或膀胱肿瘤者,如果行前列腺切除术或膀胱全切除术,势必会导致盆腔部的输精管损伤,引起无精子症。

再者,影响精子射出的扳机点的手术会引起精液无法射出体外。譬如头颅、颈椎、腰椎、骶椎的手术一旦损伤神经引起下肢瘫痪,阴茎无法勃起,射精感觉减退甚至缺失,都会影响精子射出体外。另外,头颅内如果出现垂体瘤、颅咽管瘤、蝶鞍肿瘤及手术切除这些肿瘤或行放疗,都有可能导致促性腺激素分泌减退或消失,进而影响睾丸本身的生精能力,导致男性不育。其他如睾丸肿瘤行腹膜后淋巴结清扫、盆腔肿瘤行盆腔淋巴结清扫的患者,术后可能会引起男性不育。

最后,输精管通道的末端,包括前列腺部、尿道、阴茎体的部分,对这些部分进行手术可能会影响精子的最终排出,如前列腺切除术后、尿道狭窄术后等。阴茎或者阴茎头上有肿物,如果需要手术切除部分阴茎体,可能导致术后无法完成性交,进而影响男性生育力。包皮环切术后阴茎头坏死的患者及早泄患者在接受阴茎背神经阻断术后极少数出现阴茎无法勃起,可能会引起男性不育。

总之,手术对于男性生育的影响相对比较小,手术医师在制定手术方案及患者在接受手术治疗前,尤其对于未生育的男性患者,要充分评估和预测可能影响男性不育的因素,争取将手术对男性生育的影响降到最低。

14.如何看待精液常规检查

好的治疗方案和处理措施源于正确的诊断,而正确的诊断要靠精准的检查。但是比较遗憾,男性生育力最重要的评估手段——精液常规检查,就不是一个精准的检查。

首先,精液质量本身就是一个波动的数值。它和年龄有关:从青春期开始有遗精起,精子进入生长旺盛期;随着年龄的增长,精子质量开始下降,所以之前的精子质量不能等同于现在的精子质量,之前能怀孕也不代表现在没问题。精子有自己的生长代谢周期:一般认为是 $64 \sim 72$ d,在这段时间内,很多因素均可影响其发生发育,包括饮食、作息、高温、疾病、烟酒、污染、环境、药物、心情等。它和取精当天的状态有关:很多人到医院检查都会多多少少伴有紧张情绪,过度紧张就有可能导致不射精或射精不完全等状况发生;而且精液也不是一个均匀的液体,在射精初始阶段精子浓度较高,采集不全也会造成结果不准确。

其次,各生殖中心对精液的检查和诊断标准尚不完全统一。受到精液黏稠状态、精子分布不均匀、精液内各种细胞和杂质等干扰,目前精液常规检查还不能完全交由计算机处理,而基本都需要由计算机辅助半人工进行数据校正。虽然经过标准的培训和严格的流程,但是在不同检验员或者不同实验室之间还是存在差异,这也造成了检验报告的不稳定

性。特别是精子形态学检查,基本全由人工在显微镜下观察并计数,而大的生殖中心每天都会有几十份的样品待检,这对检验人员状态要求也是非常高的。

那是不是精液常规检查就没有意义了呢? 当然不是! 目前,精液常规检查仍然是评估男性生育力最重要的手段。世界卫生组织的专家在过去近40年里不断完善和改进精液的检查手段及判读标准,而第五版《世界卫生组织人类精液分析实验室技术手册》也已成为大的生殖中心的男科实验室检验和临床判读的标准。除此以外,还有一些检查时需要注意的细节:精液采集时要求禁欲 2 ~ 7 d;强调务必完整采集精液;禁用含有杀精剂的安全套取精。

另外,实验室抽样要求每个重复标本超过 200 条精子,这样的报告百分比数值才有意义。如果发现精子浓度严重不足,一般大的生殖中心会做特殊检查处理以确定人工助孕方式,避免误诊误治。

因此,精液常规检查虽是评估男性生育力的重要手段,但不是精确判断能否生育的指标。精液质量本身的波动特性决定了医师要反复检查 2 ~ 3 次才能确诊,不同生殖中心的医师也习惯于查出自己中心报告检查出的问题。当然,有经验的医师善于把握不同报告之间的联系、找出患者真正的问题,从而确定治疗方案。我国和世界的医务工作者也在不断努力加强实验室人员之间及各实验室之间的质量控制,希望最大限度地减少患者就诊的麻烦。

15. 如何看待不同版本的《世界卫生组织人类精液分析实验室技术手册》的精液检查指标

▽

世界卫生组织为规范精液常规检查,先后制定了5个版本的《世界卫生组织人类精液分析实验室技术手册》,目前国内有些单位使用第四版,有些单位使用第五版,形成了两个版本并存的局面。

两个版本虽然指标的名称、参考值不太一样,但本质是一样的,都是主要评估精子浓度、精子活力和精子形态。

精子浓度:第四版的结果要求大于2000万/mL,第五版要求大于1500万/mL。精液常规检查用于评估怀孕概率,有精子就有一定概率,只不过精子多点,怀孕概率高点,所以2000万/mL和1500万/mL的参考值本质上没有太大差别。

精子活力:第四版把精子分为a、b、c、d共4个等级,a级是快速前向运动精子,b级是慢速前向运动精子,c级是非前向运动精子,d级是原地不动的精子(包括活的但是不动的精子和死精子)。一般只看a级精子和b级精子,这些都是前向运动精子,前向运动对于自然状态下受精是必须的,要求a级精子≥25%或a级+b级的精子≥50%。第五版中的前向运动精子相当于第四版的a级+b级精子,要求前向运动精子≥32%。

精子形态:第四版正常形态要求15%以上,第五版则只要求4%以上即可,两个版本参考值差别比较大。精子形态主要与怀孕概率有关,与精子的本质(遗传物质)关系不大,这如同人的外貌和人品没有直接关系一样,不能说其貌不扬的人就人品不好,同样的,也不能说精子形态不好精子的遗传物质就有问题,就会导致胎儿畸形、死胎或流产。

军队的战斗力要看军队数量和质量,比如我们国家要保卫漫长的边境线,要有一定数量的军队,同时质量也很关键,还必须有一定数量能打硬仗、能啃硬骨头、攻坚克险的主力;此外军容、军貌看似与战斗力没有直接关系,但这些对于形成优良作风非常重要,会间接影响战斗力。

评估男性生育力跟评估军队战斗力有相似的地方,精子浓度相当于军队数量,精子活力和精子形态相当于军队质量,第四版和第五版虽然指标和参考值稍有不同,但本质都是评估精子的数量和质量,从而评估男性生育力。

16.少精子症

少精子症,顾名思义,就是精子变少了。少精子症是导致男性不育的最主要原因之一。临床上需要与少精液症区别。

精子和精液的关系,就好像鱼缸里的鱼和水一样,精液就相当于鱼缸里的水,精子就相当于水里的鱼。我们说的少精液症,就是鱼缸里的水少了,少精子症就是鱼缸里的鱼少了。具体情况见图3-1、图3-2、图3-3。

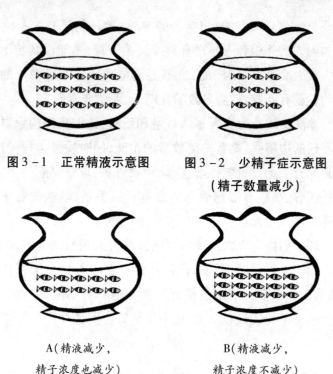

图 3 - 1　正常精液示意图　　图 3 - 2　少精子症示意图

（精子数量减少）

A(精液减少，

精子浓度也减少)

B(精液减少，

精子浓度不减少)

图 3 - 3　少精液症示意图

精子少到什么程度才叫少精子症呢？第五版《世界卫生组织人类精液分析实验室技术手册》中指出：成年男性禁欲 3~7 d，一次完整精液中的精子浓度少于 $15 \times 10^6/mL$，或每次排精的精子总数少于 39×10^6，即为少精子症。在少精子症的诊断中，这两个数据应优先考虑精子总数。由于精液参数易受外界因素影响，一般来说，医师会要求患者取精 3 次左右，然后将 3 次检查结果取平均值，作为患者的基础精液数据。

在临床上，我们将少精子症大略分为轻度、中度、重度、极重度少精子症,隐匿性精子症及无精子症。具体情况见图 3 - 4。

轻度少精子症:$10 \times 10^6/mL \leqslant$ 精子浓度 $< 15 \times 10^6/mL$。

中度少精子症:$5 \times 10^6/mL \leqslant$ 精子浓度 $< 10 \times 10^6/mL$。

重度少精子症:$1 \times 10^6/mL \leqslant$ 精子浓度 $< 5 \times 10^6/mL$。

极重度少精子症:精子浓度 $< 1 \times 10^6/mL$。

隐匿性精子症:新鲜精液常规显微镜检查不能找到精子,但离心后在沉渣中可找到精子。

无精子症:是少精子症的极端表现形式,无论精液常规显微镜检查还是离心后沉渣中均不能找到精子。

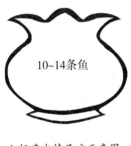

A 轻度少精子症示意图

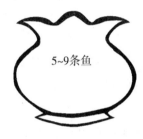

B 中度少精子症示意图

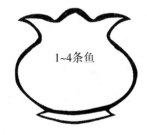

C 重度少精子症示意图

D 极重度少精子症示意图

图 3 - 4　少精子症分类示意图(1)

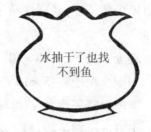

E 隐匿性精子症示意图　　　　F 无精子症示意图

图 3 - 4　少精子症分类示意图(2)

(1)少精子症的病因。

我们一般将少精子症的病因以睾丸为中心分为睾丸前性、睾丸源性、睾丸后性三种。我们现在可以通过相关的实验室和影像学检查来明确或推测少精子症的病因。

我们将睾丸比作一个生产精子的工厂。工厂的上级单位发出睾丸生产精子的指令,这些上级单位包括下丘脑、垂体、内源性或外源性激素、染色体等。工厂生产的产品需要通过公路、铁路等交通途径运输出去,这些运输途径包括附睾、输精管、精囊、前列腺等。

睾丸前性少精子症就是指工厂的上级单位发出的指令错误,比如下丘脑疾病像促性腺激素缺乏、先天性低促性腺素性功能减退症等;比如垂体疾病像垂体功能不足、垂体腺瘤等;比如内源性或外源性激素异常,像甲状腺、肾上腺疾病等;以及染色体异常等,使睾丸不能产生精子。

睾丸源性少精子症一般指工厂本身产能不足,比如隐睾、腮腺炎、睾丸扭转、睾丸外伤、睾丸肿瘤等因素直接损伤睾丸,使睾丸生精减少。

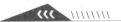

睾丸后性少精子症是指运输途径不通畅,多数是输精管的不完全梗阻,如果输精管完全梗阻或缺如,则导致无精子症。

（2）少精子症的治疗。

少精子症的治疗,应根据不同病因使用不同的治疗方法。总体来说,早睡早起,适当运动,戒烟戒酒,适当多吃蔬菜、水果,适当补充高蛋白食物,适当晒太阳,保持心情舒畅等,这些日常生活方式的改善,有助于恢复或维持睾丸的生精功能。

中重度以上的少精子症,如果服药 3～6 个月后精液常规检查结果改善不明显,可以考虑辅助生育技术。

17.弱精子症

弱精子症是临床最常见的男性不育病因。精子运动能力是男性受孕能力的重要指标,前向运动的精子越多,受孕能力越强。根据第五版《世界卫生组织人类精液分析实验室技术手册》:前向运动精子百分率低于 32% 即可定义为弱精子症。

按其严重程度,弱精子症可大致分为轻度、中度、重度、极重度弱精子症。

轻度弱精子症:20%≤前向运动精子百分率＜32%;中度弱精子症:10%≤前向运动精子百分率＜20%;重度弱精

子症:1%≤前向运动精子百分率<10%;极重度弱精子症:前向运动精子百分率<1%。

(1)弱精子症的病因。

精子的活力容易受外界因素影响,常见的包括酗酒、吸烟、过度运动、久坐、缺乏运动、精神紧张、熬夜、劳累、空气污染、高温(频繁蒸桑拿或热水坐浴、穿紧身裤等)、辐射(微波、雷达、X射线等)、化学试剂(油漆、农药、重金属等)。其中有些因素可以自我控制,比如吸烟、酗酒、运动、劳累等。另外,禁欲天数对精子活力的影响也较大。

精子活力检测一方面容易受到外界影响,另一方面,检测者若未严格按照标准进行操作,也容易产生误差或错误。同一份精液标本,在显微镜下选取的区域不同、抽样数不同,可能会导致检测结果差距很大。因此,我们建议患者选取正规、有资质的医院或实验室进行精子活力检查。

(2)弱精子症的治疗和预后。

多数情况下,弱精子症只是导致受孕概率下降,而不是完全不能受孕。临床上常见到有生育需求的夫妻仅在排卵期进行性生活,这种方法是不可取的。虽然理论上讲,只有在女方排卵期才有受孕的可能,但是,如果机械地理解并遵照执行的话,受孕概率反而会降低。只要患者精子浓度允许,我们一般要求患者每周进行2~3次性生活,尽情享受性生活的过程,这样,即使不刻意地去找排卵期,也可能碰上排卵的日子,更不用说还有激情排卵的时候了。

多数弱精子症的患者,经过调养就可以使精子活力增高,甚至达到正常。比如戒烟戒酒,早睡早起,适当运动,保持心情舒畅,多吃蔬菜、水果,适当补充高蛋白食物,如虾、牡蛎、鸡蛋、牛奶、牛肉、羊肉等,远离化学试剂、辐射等有毒有害物质和高温环境。

中药对弱精子症的治疗效果很好。每个成熟的中医师对弱精子症的治疗都有自己的心得和体会,处方、用药都不太一样,但其治疗原则多数以培补脾肾、清热利湿、活血化瘀为主,药物多数以五子衍宗丸、六味地黄丸等为核心加减。临床上也有生精片、麒麟丸、复方玄驹胶囊等中成药可供使用,使用时也需根据中医辨证论治来处方。中药治疗一般以1个月为1个周期,通常服药1个月后复查1次精液常规。如果3个月仍没有见到明显疗效,则需要进一步分析病情、查找病因。

弱精子症如果服药3~6个月后精子活力改善仍不明显,可以考虑辅助生育技术。

18.畸形精子症

根据第五版《世界卫生组织人类精液分析实验室技术手册》,精子正常形态低于4%即可诊断为畸形精子症。畸形精子症包括精子头部、体部、尾部的形态异常,头部畸形有大头、小头、尖头、双头、无头、顶体缺失等,体部畸形有线粒体断裂、缺失等,尾部畸形有无尾、短尾、双尾、卷尾等。

(1)畸形精子症的病因。

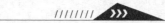

与弱精子症一样,精子形态容易受外界因素影响,常见的包括酗酒、吸烟、久坐、缺乏运动、精神紧张、熬夜、劳累、空气污染、高温、辐射、化学试剂等,精索静脉曲张、成年后腮腺炎诱发睾丸炎也是畸形精子症的重要病因。

畸形精子可能还与检测精子畸形率时使用的染色剂或染色方法有关,常致检测的精子形态正常率为1%甚至更低,极少出现大于4%的情况,推测可能与染色剂的侵蚀、细胞器破碎等因素有关。

(2)畸形精子症的治疗和预后。

应首先消除不利因素(如吸烟、酗酒、高温、辐射、劳累等),其次治疗精索静脉曲张及相应的感染。服用中药,补充维生素及锌、硒等微量元素对缓解精子畸形率有帮助。

精子畸形不等于胎儿畸形。精子畸形主要是影响精子的运动、穿透宫颈黏液的能力及与受精卵结合等,降低自然妊娠的概率。胎儿能否正常发育的决定因素是男女双方所携带的遗传物质,这些遗传物质不能正常表达与胚胎时期尤其是胚胎早期接触到的辐射、药物、感染等危险因素有关。

目前的研究表明,即使有严重的畸形精子症,也可以通过辅助生育技术形成优秀的受精卵,使女方成功妊娠。

19.无精子症

随着社会经济的发展,在环境污染、不良生活方式及精神压力等因素的影响下,男性精子质量在过去 50 年里下降了 50%,且男性不育的发病率不断升高,达到 10%～15%,其中无精子症发病率占男性不育的 10%～20%。

无精子症是指在排除不射精和逆行射精等情况后,3 次或 3 次以上精液离心(转速 3000 r/min,离心 15 min)后显微镜检查未发现精子。也就是说,首先要经过多次精液化验,且化验基础条件必须达到标准,并要和无精液症区别,后者是性高潮后没有精液射出,主要因膀胱颈口、尿道及射精管病变引起。无精子症在临床治疗中效果差,已成为男性不育治疗领域的难点。

基于现代医学对该疾病的研究,根据病因可将其主要分为两类,即梗阻性无精子症与非梗阻性无精子症。梗阻性无精子症是因先天性因素、炎症、医源性因素等导致睾丸内、附睾、输精管、射精管某个部分梗阻而产生的疾病。我国梗阻性无精子症多以附睾水平梗阻性无精子症居多。非梗阻性无精子症多是由睾丸因素如遗传因素(克兰费尔特综合征)、内分泌因素(垂体功能亢进或低下)、先天性睾丸异常(隐睾)、睾丸本身的病变(睾丸炎、精索静脉曲张)、放射损伤及药物特别是细胞毒性药物等导致生精障碍。

多数无精子症的诊断一般是在体检或男性不育患者就诊过程中确诊,通过精液化验时发现精子数量等指标为零,再结合详细而专业的男科学检查。包括询问个人史,即针对家族疾病史、个人疾病史(既往疾病史、放疗史、化疗史、手术史等)、性生活情况、生活环境、职业情况等来大体评估是什么原因引起精液化验指标为零;进行详细的体格检查,重点针对睾丸的大小、质地,输精管是否可触及,有无精索静脉曲张等来初步评估是梗阻性或非梗阻性无精子症。之后可通过精液常规生化检查、精浆生化检查、性激素检查、染色体检查等实验室检查进一步判定是梗阻性或非梗阻性无精子症。阴囊或直肠超声等影像学检查可对睾丸、附睾、输精管、射精管等的病变情况有客观的认知,对疾病最后的定性、定位有重要作用。

随着现代生殖医学的进步,无精子症的治疗取得了很大的进步。无精子症患者可通过现代辅助生育技术达到生育目的。在梗阻性无精子症治疗中,显微外科技术已成为主要的治疗手段,其根据梗阻位置主要可分为显微镜下输精管吻合术和显微镜下输精管附睾吻合术。根据国外专家 Silber 对4000 多例接受手术治疗的无精子症患者的医学统计,显微镜下输精管吻合术和显微镜下输精管附睾吻合术的复通率可达到84%以上,配偶受孕率可达到67%以上。当因各种原因如经济、心理、个人体质等因素导致输精管道再通术无法进行时,针对梗阻性无精子症患者可采用睾丸手术取精联合卵质内单精子注射,以提高受孕率。对于非梗阻性无精子症的治疗,针对不同病因治疗手段也不尽相同。除了部分低促性

腺素性功能减退症患者可以通过药物（如促性腺激素释放激素和促性腺激素）治疗获得成功以外，其他情况下，从病因病机、家庭经济状况、夫妻的心理和身体情况及整个疾病的治疗时间预期上考虑，建议治疗方式应选择睾丸手术取精进行辅助生育。

20 精液的凝固与液化

在刚射精后，精液里有类似"果冻"样的黏稠胶冻状物质，随着时间的推迟，它会逐渐"融化"成液体，这就是精液液化现象。一般来讲，正常男性的精液刚射出时呈稠厚的胶冻状，15～30 min 精液会液化为液体状态（阴道内的精液液化速度要比其在外界环境的液化速度快）。精液液化异常是指射精后超过 1 h 精液仍未液化。

精液的凝固与液化是保护精子功能及正常生育力的一个重要过程。精液射出时呈稠厚的胶冻状，胶冻状与液态相比，更有利于精子附着于女性阴道中，而不至于过快流出体外，从而提高受孕概率。

阴道内的酸性环境并不适合精子生存，精子在阴道内停留的时间越长，精子的死亡率越高。不液化的精浆中可见到细长的纤维蛋白相互网织使精子的活动空间减少，精子被牵制。只有精液液化后，精子才可恢复自由的运动。因此，如果短时间内精液不能液化，那么精子则无法穿越宫颈管，进入子宫腔及输卵管与卵子相遇,导致女方受孕的概率减少,这也是精液不液化造成不孕不育的重要原因。

精液的凝固与液化主要与凝固因子和液化因子有关,两种因子协调作用,精液凝固与液化就正常。精液的凝固主要与精囊产生的蛋白凝固酶有关,如先天性精囊或射精管缺陷,会导致精液不凝固;精液液化主要与前列腺产生的蛋白分解酶有关,如前列腺分泌的液化因子功能低下,会导致蛋白分解酶缺乏,则精液不液化。

在刚射精后,精液需要一段时间液化,因此不要在进行相关检查前着急下定论。如果精液分析报告显示精液不液化,则可导致不育的发生。有学者统计,此类患者约占男性不育患者的10%,是男性不育的常见原因之一,需要积极治疗,比如进行抗感染治疗、中医治疗等。

预防精液不液化,可从以下几点做起:①多喝水,多排尿,不久坐,不憋尿。②注意个人卫生,每天换洗内裤,杜绝不洁性交。③保持规律、适度性生活。④尽量做到戒烟戒酒,忌吃煎炸辛辣食物,尤其是备孕爸爸及前列腺炎患者更应注意。⑤尽量不要熬夜,最好在晚上11点前睡觉。⑥进行跑步、游泳等运动,提高身体素质,增强免疫力。

21.如何看生殖激素结果

男性检查生殖激素包括五项:分别是卵泡刺激素、黄体生成素、催乳素、睾酮和雌二醇。卵泡刺激素对于精子发生和维持生精是非常重要的。它作用于睾丸的支持细胞,启动生精过程。黄体生成素作用于睾丸的间质细胞分泌睾酮。睾酮多数是在睾丸间质细胞生成的,人体肾上腺也会产生部分睾酮。

卵泡刺激素与睾酮对于启动和维持精子发生至关重要。相关研究证实,在睾丸生精小管内的睾酮浓度比外周血内的高几十倍。如果这些激素指标出现了异常,可能提示生精功能出了问题。

那么,在临床上怎么检测这几个激素结果才比较准呢?抽血一般建议在早晨10点前,最好是空腹状态,静坐10 min左右在静息状态下抽血,并且抽血前几日一定要休息好,不能过度熬夜和劳累,否则可能会影响检测结果。

各检测结果具体分析如下:

(1)卵泡刺激素:是评估睾丸生精功能的指标,当出现无精子症、睾丸生精功能衰竭时数值会升高。卵泡刺激素 >40 mIU/mL 时临床上代表睾丸生精功能衰竭,也可能提示严重少精子症、弱精子症或无精子症。如果这期间服用过激素类药物,这些结果就要另外分析了。

(2)黄体生成素:临床上用于推测垂体和睾丸分泌功能。

如果水平过高,提示睾丸内分泌功能异常。一般可与卵泡刺激素和睾酮水平结合起来分析。

(3)催乳素:男性患高催乳素血症也会抑制睾酮分泌,干扰黄体生成素和卵泡刺激素的分泌,导致阴茎勃起功能障碍及精子发生异常。如果催乳素水平过高,则要进行脑磁共振成像检查来排除是否有垂体腺瘤,必要时需要药物或者手术治疗。

(4)睾酮:是男性最重要的性激素,也是和男性性征与性功能直接相关的激素。如果睾酮过低,可能提示睾丸内分泌功能异常,会出现阴茎勃起功能障碍、精子发生障碍甚至无精子症等。

(5)雌二醇:男性体内也有雌激素。雌激素和雄激素是可以相互转化的。如果雌激素过高,可能提示过于肥胖或是由于某些药物的影响。

检查这五项激素对于生育期男性的生精功能是非常有意义的,在临床上,如果看到这五项激素的检查结果有异常,可能提示有影响生精及性功能的因素,一定要到医院及时就诊。

22.男性生殖遗传检查有哪些,何时需要检查

遗传是导致男性不育的很重要的原因,所以,遗传学方面的检查很重要。常见的遗传学检查包括常规的染色体核型分析,Y染色体微缺失检查及基因突变检查等。

那么,什么样的情况需要做染色体核型分析呢?

一是严重少精子症、弱精子症患者。男性多次精液常规检查示精液浓度都小于 5×10^6/mL，前向运动精子百分率小于 10%。

二是无精子症患者。据研究，无精子症患者染色体核型异常发生率为 10% ~ 15%。

三是反复流产或胚胎停育患者。有 2 次（包括 2 次）以上自然流产病史的，特别是早期流产（怀孕 3 个月之内的）的，需要做进一步检查，以明确流产原因：其中胎儿染色体异常约有 50%，所以要查父母的染色体。

另外，对于严重少精子症和无精子症患者，还需要同时做 Y 染色体微缺失检查。Y 染色体微缺失在男性不育患者中约占 7%。无精子症患者中约 13% 发生 Y 染色体微缺失。

那么，什么是 Y 染色体微缺失呢？在男性 Y 染色体上，有一段区域跟精子发生有关，这个区域为无精子因子（AZF），如果这个区域缺失，我们通常称为 Y 染色体微缺失。如果发生 Y 染色体微缺失，会引起精子发生障碍，导致严重少精子症或无精子症。Y 染色体微缺失是男性不育的重要原因之一。

临床上一般把 Y 染色体 AZF 分为 a、b、c 等不同区域。如果是 AZFa 全部缺失与 AZFb 全部缺失的无精子症患者，目前建议通过精子库供精生育。AZFc 缺失最为常见，临床表现也多样，从精子浓度正常、少精子到无精子都可能发生。随着辅助生育技术的发展，因 AZFc 缺失导致严重少精子症、弱精子症患者可通过辅助生育方式达到生育目的。但是，这种染色体缺陷可遗传给男性子代并可能导致子代缺失的扩大。这个区域缺失的患者需要及早生育,因为有的患者在早期临床表现为少精子症,随着时间的延长,有可能会变成无精子症,增加生育难度。

23.如何看染色体检查结果

染色体检查对于不育男性是一项非常重要的检查项目。当染色体的数目或结构发生改变时,遗传信息就会随之改变,这些改变有的会表现出临床症状,而有的却没有症状,但会对生育或后代产生影响。正常男性的染色体核型为"46,XY",正常女性的染色体核型为"46,XX"。这里主要为大家讲解如何看常见的染色体检查结果。

(1)染色体多态性:是指不同个体间染色体结构和着色强度存在恒定的、非病理性的细小差别,一般没有明显的表现及病理意义。人群中几种常见的染色体多态性列举如下:

[异染色质区增加]

例如:1qh + ,9qh + ,16qh + ,Yqh + 。

解读:1 号染色体、9 号染色体、16 号染色体、Y 染色体的异染色质区增加,这些区域没有有功能的基因,所以一般没有影响。

[倒　位]

例如:inv9,invY。

解读:9 号染色体、Y 染色体的臂间倒位,大多被认为是

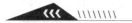

正常变异,也有研究发现 inv9 跟流产和不良生育史有关。

［Y 染色体长度多态性变异］

大 Y:如果 Y 染色体的长度大于等于 18 号染色体的长度,则称为大 Y。大 Y 患者大多数没有明显的临床表现,但是部分患者也可能会出现弱精子症、少精子症等。

小 Y:如果 Y 染色体的长度小于等于 21 号染色体的长度,则称为小 Y。小 Y 可能与配偶自然流产和胚胎停育有关。

［随体及随体柄变异］

例如:13pss,14pss,15pss,21pss,22pss。

解读:随体是没有功能区的,也就是说随体的变异一般不影响染色体的功能。

［其他常见正常变异］

1qh − 是指 1 号染色体异染色质区减少。

13ps + ,14ps + ,15ps + ,21ps + ,22ps + 是指 13 号染色体、14 号染色体、15 号染色体、21 号染色体、22 号染色体短臂上随体长度增加。

13pstk + ,14pstk + ,15pstk + ,21pstk + ,22pstk + 是指 13 号染色体、14 号染色体、15 号染色体、21 号染色体、22 号染色体随体柄长度增加。

13cenh + ,14cenh + ,15cenh + 是指 13 号染色体、14 号染色体、15 号染色体着丝粒异染色质区增加。

9phqh 是指异染色质区位于 9 号染色体的长臂和短臂。

9ph 是指异染色质区仅位于 9 号染色体的短臂。

(2)平衡易位:是最常见的一类染色体结构畸变,在新生婴儿中的发生率为 1/500 ~ 1/1000。它是两条不同源的染色

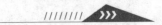

体各自发生断裂后,互相变位重接而形成两条结构上重排的染色体,这种易位大多数都保留了原有基因总数,对基因作用和个体发育一般无严重影响,故称平衡易位。

平衡易位携带者通常有异常表型,外貌、智力和发育等通常都是正常的,可是他们的后代却会出现问题。当平衡易位携带者与正常人生育时,按照遗传方式,他们的后代中1/18为染色体健康,1/18为染色体平衡易位(与父母一样是平衡易位携带者),其余16/18全部为异常(一般会自然流产、胚胎停育或胎儿畸形)。

平衡易位携带者可以通过植入前遗传学诊断筛选正常核型的胚胎进行移植,并在孕期进行产前诊断,最终获得健康的后代。

(3)罗氏易位:是一种常见的染色体结构异常,在人群中的发生率为1/1000。罗氏易位是指两个具有近端着丝粒的染色体(13号染色体、14号染色体、15号染色体、21号染色体、22号染色体)于着丝点附近断裂,着丝点融合,两条染色体长臂重接成为易位染色体,两个短臂构成的小染色体往往在第二次分裂时丢失,因此罗氏易位携带者只有45条染色体。

罗氏易位携带者通常表型、智力正常,但是由于染色体分离不均衡现象会导致配子发生异常,最终导致少精子症、弱精子症及反复自然流产、死胎等生育障碍。罗氏易位经减数分裂后可形成6种类型的配子,其中1种正常,1种为罗氏易位(与父母一样是易位携带者),其他4种都是异常。

植入前遗传学诊断也可以对罗氏易位携带者的胚胎进行遗传学分析,选择正常核型的胚胎移植,并在孕期进行产

前诊断,最终获得健康的后代。

24.Y 染色体有异常该怎么处理

Y 染色体是男性所特有的性染色体,Y 染色体的异常包括数目异常、大小异常、微缺失、倒位等。

(1)47,XYY 综合征:核型描述为"47,XYY",又称超雄综合征。它是指较正常男性多了一条 Y 染色体,患者通常身材高大,智力正常或轻度低下,性格孤僻,易发生攻击行为。这类患者的生育力变化很大,从正常至无精子症均可发生,而且患者精子的核型发生异常的比例很低,通常不超过1%。这就意味着这类患者大部分可自然怀孕或通过辅助生育技术生育后代,无须进行植入前遗传学诊断或植入前遗传学筛查。

(2)大 Y 和小 Y:大 Y 和小 Y 都属于 Y 染色体的遗传性多态,患者可以自然怀孕或通过辅助生育技术怀孕,无须进行植入前遗传学诊断或植入前遗传学筛查。

(3)Y 染色体微缺失:①AZFa 缺失通常导致唯支持细胞综合征,临床表现为睾丸体积缩小、无精子症等。AZFa 完全缺失合并无精子症患者,建议用供精辅助生育技术进行助孕。②AZFb 缺失患者睾丸组织病理学表现为精子发育停滞,主要停留在精子形成之前的细胞阶段,患者多为无精子症。故 AZFb 完全缺失的无精子症患者,建议用供精辅助生育技术进行助孕。③AZFc 缺失患者可以表现为正常精子数目、少精子症及无精子症等各种情况。对于 AZFc 缺失的无精子症患者,可以行睾丸手术取精获得精子,再通过辅助生育技术获得后代。对于 AZFc 缺失合并严重少精子症患者,可以直接通过辅助生育技术获得后代。另外,某些AZFc 缺失的少精子症患者,其精子数目有进行性下降的趋势,最后可发展为无精子症。因此,对这类患者建议尽早生育或冷冻保存精液。

(4)Y 染色体臂间倒位:核型描述为"46,X,inv(Y)",也就是发生在 Y 染色体的臂间倒位。这种 Y 染色体异常属于常见的染色体多态性,携带者有正常的表型和第二性征,通常不具有病理意义。携带者可以正常生育,临床上不需要进行额外干预,但是建议配偶怀孕后进行产前诊断。

(5)46,XX 男性综合征:这类男性患者的核型和正常女性的核型描述一样,此类男性患者的 Y 染色体完全缺失,取而代之的是一条 X 染色体。46,XX 男性综合征又称 46,XX男性性反转综合征,其发病率在新生儿中为 1/20 000,是一种非常罕见的男性遗传疾病。46,XX 男性综合征临床表现主要为小睾丸、身材矮小和完全不育(无精子症)。这些患者不适合做显微镜下睾丸切开取精或经皮睾丸穿刺取精,而需要采用供精辅助生育技术完成其生育要求。

综上所述,Y 染色体异常对男性生育力有很大的影响。有些异常可能是微不足道的,而有些异常却是非常严重的。不论哪种情况,发现 Y 染色体有异常的时候,一定要及时到男科或遗传咨询科进行咨询,寻求合适的解决方案。

第四章　治疗阶段

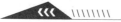

25.男性进行生育检查也很重要

在我国古代，因为医学知识的匮乏，往往认为不孕不育是女性造成的，不重视甚至忽视男性的因素。这种观念至今仍对一部分男性有影响，在遇到生育障碍问题时，从不认为是自身的问题，更谈不上进行生育力方面的检查和评估。

胚胎是由受精卵发育而成，而受精卵则由精子和卵子结合而成，卵子来源于女性，精子来源于男性，生育过程离不开男性的参与，生育问题自然是双方的问题。相比女性生育检查，男性生育检查相对来说更容易操作一些，因此，在进行不孕不育检查时，可以男性先进行，如果男性检查结果一切正常，女性则可能需要进行输卵管造影等有创检查；如果男性精液质量较差，女性则只需要做一些常规的检查。

男科的发展一直以来相对妇科较慢，近年来才慢慢建立起独立的学科，很多市级以下医院都没有专业的男科医师，男科体检更是形同虚设。然而，随着当前社会节奏的加快、生活方式的变化、环境污染的加重，男性生殖健康问题越发凸显。相对于内科疾病，男科疾病因为隐私性和症状并不明显，往往不为人知，但其实男科疾病的发病率一点不低于其他疾病。如睾丸体积小、精索静脉曲张、支原体感染等，最初可能不会成为影响生育力的因素，但随着年龄的增长、病程的延长可能会影响精液质量。

对于男女双方来说,年龄都是影响生育结局的重要因素之一,年龄增长必然带来怀孕概率的降低和风险的增加。一般来说,35岁以上男性最好每年进行一次生育方面的检查,如发现问题便可提前干预。如果已经发现有重度的精索静脉曲张、睾丸体积小等病变,或直系家属患有可能影响生育的遗传病,或患有免疫系统疾病等需要长期使用激素、免疫抑制剂等药物,则应该每年检查精液质量、性激素等。

26.如何通过调整性生活频率来提高怀孕概率

近年来,大量高龄男女步入生育大军,不但带来了一系列的生育风险,如胚胎停育、胎儿先天缺陷,更是导致不孕不育发病率日渐增高。

在这种形势下,很多育龄男女开始追求所谓的更快速、更高效的性生活方式,以期提高怀孕概率。普遍采取的方式是排卵期同房,认为这样是提高怀孕概率的最佳方式。出现这种情况的原因可能有以下几个方面:①不科学的认识。当前网络上信息发达,很多人都通过网络途径得到了一些片面的医学知识,知道受孕的机理是精子和卵子结合,就想当然地认为只有排卵期同房才有怀孕机会。②对性生活的疲劳感。婚姻时间久了,双方会有审美疲劳,对性生活产生抗拒感,在当前快节奏、高压力的社会现状下这种情况更明显,很多夫妻性生活次数很少,甚至认为有性生活就是为了怀孕。

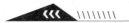

③商家的推广。一些检测排卵期的软件和试纸的盛行,鼓励了很多育龄夫妇都根据试纸的提示进行性生活,排卵期频繁同房,而非排卵期几乎无性生活。

然而,根据临床实际观察和医学基础理论知识,这种方式实际上是不科学的,反倒会影响怀孕概率。排卵期同房的方式,是在排卵期那几天过高频率性生活,而非排卵期又长期不排精。精子在睾丸中产生,然后运送到附睾中成熟获得运动能力,这个过程是生生不息的,睾丸时时刻刻在产生精子,旧的精子不及时排出体外,就会在体内慢慢丧失活性。长时间禁欲不排精,会造成生精管道的淤积,精子活性减弱、畸形率增高,反而降低了精液质量。而短期内过度排精,精子在附睾内存在的时间不够,会使其活性降低,同时睾丸产生精子的速度跟不上,精子数量也会减少,也会降低怀孕概率。

另外一个原因也不可忽视,就是精神因素。男科临床上有一种特殊的性功能障碍叫排卵期勃起功能障碍,近年来发病率越来越高。临床上发现,采取排卵期同房方式的男性,在配偶排卵那几天经常出现勃起程度下降、性欲不佳,甚至不能勃起,进而逃避性生活。同时,女性过度考虑排卵因素,精神焦虑的状态下卵子质量也会下降,甚至不排卵。此外,所谓的安全期不是绝对安全,而试纸或软件测出来的排卵期也不一定是真正的排卵期,卵子排出后存活时间较短,仅为24 h左右,如果没有遇到精子便会失去活性。根据试纸推测排卵期,反倒容易错过最佳怀孕时间。而精子在女性生殖道内一般可以存活3 d甚至更长时间,3 d也是公认的精子活性比较好的时期。因此,最佳的方式是不要检测排卵,只要1周进行2~3次性生活即可。

27.男性不育患者如何进行生活方式的调整

男性不育患者在日常生活中要注意生活方式的调整,一方面有利于调整心理和生理状态,调节内分泌功能,另一方面也有助于加强治疗效果。

(1)避免营养缺乏与营养过剩。

营养缺乏与营养过剩都会影响男性生育力。营养缺乏者存在不同程度的维生素、氨基酸、微量元素缺乏,造成性激素合成不足,影响精子质量,引发不育。锌、铜、铁、镁、钙等微量元素与生殖系统功能关系密切。比如,饮食中摄入锌不足,会影响雄激素的分泌;铜含量过高会有抑精作用。维生素 A、维生素 C、维生素 E 摄入不足,会影响精子发生和精子活力,也可导致睾丸萎缩,精囊变小。营养过剩导致的肥胖会在男性青少年时期影响垂体功能,减少性激素释放,导致睾丸、阴茎发育不良;脂肪过多就会使雌激素与雄激素比例失调,导致生殖内分泌紊乱,引起精液质量下降和性功能下降。肥胖还会引起慢性疾病,如高血压、糖尿病、心脏病等,也会造成男性不育。

因此,营养缺乏的男性平时要养成不偏食、不挑食的习惯,一旦发现营养不足,要及时补充。注意膳食平衡,适当多吃富含维生素的瘦肉和蔬菜,以及蛋、鱼和奶制品等;适当食用含锌丰富的食物,如动物脂肪、肉类及牛奶、谷类、豆类等。

还可以食用海虾、蟹、鳗鱼、甲鱼、黄鳝、海参等能增强性功能的食物。要多吃富含维生素 B 和维生素 E 的谷物,如全小麦、玉米、小米。有研究表明,蜂蜜中含有大量的植物雄性生殖细胞花粉,能够促进性腺活性;蜂王浆中的门冬氨酸有促进发育,提高性机能,增强机体抵抗力的作用。芝麻、葵花籽、花生、杏仁、核桃、南瓜子等富含维生素 B、维生素 E、维生素 F,尤其是南瓜子,可以促进男性性激素生成。甲状腺发育缺陷会导致男性性功能衰退,海藻中富含的碘、钾、钠可促进甲状腺功能。

(2)注意饮食和药物安全。

应避免食用含防腐剂或亚硝酸盐类、磺胺类及反式脂肪酸的食物,如生棉籽油、腌制食品、烧烤食品等,它们会降低男性精子数量和质量;人造黄油或人造奶油中含有大量反式脂肪酸,会减少雄激素分泌,影响生精能力,降低精子活力。此外,还要避免长期食用被化学制剂污染的食物,被化学除草剂、杀虫剂或重金属污染的食物会影响精子发生和发育。平日少吃加工食品,优先选购绿色、无公害农产品,避免过多摄入污染严重的海产品。

要选用质量合格的、安全的生活用品。一些劣质的罐头盒、食品包装袋等的内壁涂层含有双酚 A 等有害物质,可导致男性精子数量减少和睾丸体积缩小。

在服用药物前要咨询生殖科医师。有些药物会杀伤精子,如抗生素、抗结核药;有些药物会降低男性性功能,如雌激素、孕激素和一些非甾体抗生素、心脑血管疾病药物;有些药物会导致精子畸形,如抗癌药。尽量服用对优生优育无影响的药物,及时治疗疾病,尽可能在病愈后再考虑生育。

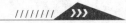

（3）注意生活方式。

有生育计划期间，男性要加强运动，可根据个人状况灵活制订运动计划，一般以每周3次以上，每次半小时以上为宜。另外，要多见阳光、多呼吸新鲜空气，这有利于协调男性内分泌功能。

有生育计划的前半年内男性应该戒烟、戒酒，避免熬夜及其他不良生活嗜好。吸烟可能导致精子减少。据统计，慢性酒精中毒患者发生睾丸萎缩的概率高达65%，发生阴茎勃起功能障碍的占17%～38%，性欲减退的占34%～65%。喝酒会损伤生殖器官，导致精子畸形、精子DNA受损，增加下一代患癌症、肥胖、自闭症等的风险。长期熬夜会影响男性睾酮分泌水平，从而导致生育力下降。

有生育计划期间，要保持情绪稳定、心境豁达开朗，学会排解各种不健康的情绪，增加户外活动。

长期处于热环境下很有可能直接导致精子DNA损伤，破坏精子结构。紧身裤透气性不佳，会造成阴囊处空气不流通，引起生殖系统炎症，也会抑制阴囊静脉血液回流，造成睾丸瘀血，同时使局部散热减少，睾丸处于高温状态，阻碍精子发生；久坐、蒸桑拿会导致睾丸局部温度升高，降低精子活力。平日洗澡水水温要在34℃左右，不要长期坐软沙发，尽量选择硬质沙发，坐半小时左右要起来活动一下。

对于性生活要"顺其自然"，"不及"和"太过"都不可取。房事过频会导致每次射出的精子数量下降，精子活力降低，而引起不育。很多男性不育患者并没有生育功能障碍，而是由于心理负担过重导致焦虑、压抑、恐惧，造成生理障碍，这种情况要寻求心理疏导治疗。

29.提高精子质量的药物有哪些

精子质量是决定男性生育力的关键因素。随着工业化的发展,由于环境污染、不健康的生活方式、自身疾病、药物等因素的影响,男性精子质量呈下降趋势,不孕不育的发病率逐渐升高。

精子质量异常主要表现为精子数量、活力和形态的异常,临床上称之为少精子症、弱精子症、畸形精子症、死精症、无精子症等。

少精子症目前在国内外还没有特效药物。临床上常用来提高男性精子数量的药物主要有氯米芬、他莫昔芬、人绒毛膜促性腺激素、人绝经期促性腺激素、维生素类药物及中药等。

提高精子活力的药物,临床常将其分为三大类:第一类是针对原发病治疗,比如部分患者患有前列腺炎、精囊炎等泌尿生殖系统感染,那就需要采取抗生素或对症中药治疗感染;第二类是针对由于下丘脑－垂体－性腺轴功能异常导致的精子质量问题,需要补充雄激素、促性腺激素释放激素,促进精子产生,增加精子活力;第三类属于经验性药物,包括各种抗氧化剂、微量元素类药物、能量代谢调节剂及传统中药、中成药制剂等。

常用药物主要有以下几种。

（1）氯米芬：该药为人工合成的非甾体制剂，化学结构与己烯雌酚相似。应用氯米芬能促进内源性促性腺激素释放激素释放，刺激垂体释放促性腺激素，可使精子数量增加。肝功能不良者禁用。

（2）左卡尼汀：是哺乳动物能量代谢所需的物质，是人类精子在附睾中成熟和获得运动能力的能量来源。它有助于长链脂肪酸进入细胞线粒体，从而为氧化和随后的能量产生提供底物。脂肪酸是被用作除大脑以外的所有组织的能量底物。左卡尼汀不仅参与精子的能量代谢，而且与精子的质量有关。

（3）抗氧化剂：抗氧化治疗可改善全身或局部的微环境，对精子发生及保护精子的结构和功能都有积极意义。每一种抗氧化剂都具有特定的作用机制，其作用不能互相替代，且彼此具有协同作用，从而达到对细胞的全面保护。

维生素：口服维生素 E 和维生素 C 能够显著减少男性不育患者精子 DNA 的损伤，提高精子活力。

谷胱甘肽：有较强的抗氧化作用，服药后可到达精浆并在此浓缩。有报道称弱精子症患者的谷胱甘肽含量较正常人低。国外部分研究报道用谷胱甘肽治疗少精子症、弱精子症，可改善精子浓度、活力和形态。

辅酶 Q10：能阻止脂类和蛋白质的氧化，清除自由基，保护生物膜的完整性，是体内自然存在的抗氧化剂，其在精浆和精子内的水平对男性生殖系统的抗氧化损伤能力有重要影响。

（4）血管舒缓素：又叫胰激肽原酶，可以使精液中的激肽原裂解，从而释放出激肽。精浆中的活性激肽影响精子活力

和代谢作用。精液中添加血管舒缓素可增加精子活力,提高精子运动速度,增强精子穿透宫颈黏液的能力。

(5)人绒毛膜促性腺激素:人绒毛膜促性腺激素对于低促性腺素性功能减退症患者适用。常用剂量为1000 U,每周肌内注射2次,8~10周为1个疗程,可以提高精子数量。

(6)抗感染药物:有学者认为,精子活力减弱,尤其是死精子增多、精液不液化、精液白细胞明显增多等,与生殖系统感染有关。

(7)其他:某些内分泌疾病如糖尿病、重度甲状腺功能亢进症、甲状腺功能减退症、高催乳素血症、卡尔曼综合征等会导致少精子症、弱精子症的发生,其对症治疗药物可以改善精子质量。

中药治疗:中药治疗男性不育历史悠久、经验丰富。需要根据患者病情,采取补肾生精、健脾利湿、行气活血、清利湿热、清热解毒等不同方法辨证施治。

常用中成药:少精子症、弱精子症常用中成药有五子衍宗丸、麒麟丸、生精片、生精胶囊、黄精赞育胶囊、还少胶囊、龟龄集等。

29.药物治疗阶段的常见问题

▽

男性不育的疗程较长,一般3个月为1个疗程,治疗时间多为3~6个月。这是根据精子从产生到成熟这一过程所需要的时间而确定的。因此,接受药物治疗的患者千万不要着急,一定要坚持治疗,不要频繁更换医师或更换治疗方案,不要频繁复查精液来验证治疗效果,尤其是少精子症或无精子症且原因又在睾丸的患者更要注意。

男性不育一般有3种治疗方案:药物治疗,人工授精,试管婴儿。药物治疗后如果没有达到治疗目的,则考虑人工授精;如果人工授精没有达到目的,或患者不能做人工授精,则进一步考虑做试管婴儿。男性不育治疗遵循从简单到复杂,从无创到有创的原则,也需要参考女性年龄来选择治疗方案。每一种治疗方案都有其适应证和局限性。

临床治疗男性不育通常采用个体化方案,其治愈率与疾病的复杂程度、疗程、医师个人经验及女方生殖功能有关。药物治疗阶段疗效不佳的可能原因有以下几个方面:

(1)疗程不够。人类精子发生周期大约为3个月,因此药物疗效常常在3个月后显现。另外,精液参数本身会波动,尤其是精子浓度会有自然波动的情况。

(2)对患者来说,治疗男性不育的终极目标是实现生育目的,不要过度关注单次不理想的检查结果。影响精液常规

检查各参数的原因是多因素的综合结果,并且有很多因素目前尚不清楚,总的可以分为有利因素和不利因素,精液常规检查各参数的变化取决于这两种因素的对比。服用促进生精的药物,在难以明确病因或在多因素导致的男性不育背景下,加入一个有利因素是否能抵消不利因素目前还不能确定,其结果可能是精液各参数上升、不变或下降。因此,对于男性不育患者,应采取个体化治疗,且应夫妻同治,才能提高疗效。治疗过程中,应建议患者有规律的性生活,以增加女方的受孕机会。

(3)除个别情况(促性腺激素缺乏)的男性不育外,多数男性不育的药物治疗效果尚不十分确切。就西药来说,维生素 C、维生素 E、左卡尼汀、锌硒制剂、缓激肽等还没有确切的疗效证据支持,只能作为经验性治疗手段。

(4)治疗过程中,患者不健康的生活方式,如饮食不规律、长期熬夜、吸烟、饮酒、久坐及长时间在高温环境中作业等,均会影响生精而降低药物治疗效果。

30.男性不育治疗——辅助生育技术治疗阶段

随着科学技术的发展,辅助生育技术也有了显著的提高,而绝大部分男性不育患者,均可通过辅助生育技术达到使配偶受孕的目的。以下就对辅助生育技术的几种方式进行详细介绍:

（1）人工授精：其前提条件是女方至少一侧输卵管通畅。人工授精分为夫精人工授精和供精人工授精。

夫精人工授精适用于：①阴茎勃起功能障碍或射精功能障碍；②先天性外生殖器畸形不能完成性交；③精子不能通过宫颈或在女性生殖道内失去活性；④精液质量异常，如轻度少精子症、轻度弱精子症、轻度畸形精子症或精液不液化等；⑤与免疫疾病有关的不育；⑥不明原因不育等。

供精人工授精适用于：①无法获取精子的无精子症；②男方有不适宜生育的严重遗传性疾病或精神类疾病；③男方有严重少精子症、弱精子症、畸形精子症，经卵质内单精子注射治疗不能受孕或不愿行卵质内单精子注射治疗的；④男方为艾滋病患者；⑤夫妇间血型不相容等。由于是接受他人捐赠的精子，因此在选择供精人工授精时，夫妻双方应先做好心理准备，并与医师进行详尽讨论后再做出选择。

目前，在人工授精的方式中，最常用的为宫腔内人工授精。一般自然受孕情况下，一次射精有无数精子进入阴道，通过宫颈到达卵子的精子数量一般最后只剩下几十个到200个。因此，通过监测卵子排卵，将处理过的精子直接打入宫颈内，可以减少自然淘汰的概率，提高受孕可能。

（2）体外受精胚胎移植术：要应用此技术需具有一定的适用条件。①既往人工授精2次以上仍未受孕；②男方精子质量异常，包括轻度到中度的少精子症、弱精子症、畸形精子症及精液不液化等；③与免疫疾病有关的不育；④不明原因的不育等。

（3）卵质内单精子注射：对重度少精子症和弱精子症患者来说，相较于常规体外受精胚胎移植术的应用效果，卵质

内单精子注射在提高这两类患者的受精率上效果更为出色。卵质内单精子注射适用条件:①既往接受过体外受精胚胎移植术失败的患者,可以考虑使用卵质内单精子注射以提高受孕概率;②重度少精子症、弱精子症、畸形精子症患者;③因患无精子症、出现逆行射精而在手术或尿液中获取的精子,但不能进行体外受精的患者。

能人工授精就不体外受精,能体外受精就不卵质内单精子注射,越接近自然受孕的方式,怀上健康宝宝的概率就越大。

(4)植入前遗传学诊断和植入前遗传学筛查:植入前遗传学诊断是指在胚胎植入前对胚胎或卵子进行遗传学检测。如果夫妇双方或任何一方具有明确的基因异常,植入前遗传学诊断可以明确胚胎是否带有父母的异常基因,可极大降低出生婴儿带有父母异常基因的风险。该技术主要适用于性连锁疾病、单基因缺陷、染色体重组等。

植入前遗传学诊断还适用于年龄超过35岁的妇女筛选非整倍体,解决年长妇女因胚胎基因异常引起的不孕或流产;对染色体平衡易位的夫妇选择基因平衡的胚胎进行移植。植入前遗传学诊断能从根本上提高试管婴儿的妊娠成功率,降低自然流产率,提高妊娠质量,可以有效地避免因盲目地移植了携带异常基因的胚胎,而不得不在孕期终止妊娠的情况。

虽然辅助生育技术在不孕不育领域上应用广泛,但仍存在着一定的风险。它采用非性交手段受孕,在一定程度上绕过了自然妊娠对精子的选择过程;胚胎在体外培养过程中容易受到外界因素的干扰,这些干扰可能对胚胎和胎儿的发育

造成危害。因此,在考虑是否进行辅助生育技术之前,必须先向专业医师进行详细咨询,选择最合适的辅助生育技术,以早日生下健康的宝宝。

31.什么叫人工授精

▽

人工授精是指在女方排卵当天或前后一天时间之内,将精子优化处理后,优选出活力强的精子,通过非性交的方式置于女性生殖道内,期待精子与卵子结合形成受精卵,进一步发育成胚胎,使女性妊娠的一种辅助生育技术。

当男女一方患有生殖泌尿系统急性感染或性传播疾病时,或一方患有严重的遗传疾病、躯体疾病或精神心理疾患时,或一方接触致畸量的射线、毒物、药品并处于作用期,或一方有吸毒等严重不良嗜好时,严禁行人工授精助孕。

人工授精的分类有多种,按照精子来源分为夫精人工授精和供精人工授精。按照精液注射的部位可分为:直接阴道内授精、宫颈内人工授精、宫腔内人工授精、腹腔内人工授精、卵泡内授精、经阴道输卵管内人工授精等。目前国内使用最多的就是宫腔内人工授精。人工授精的成功率一般在10%~15%,低于试管婴儿的成功率,通常2~3个人工授精周期后,如果仍然未孕,可以转行试管婴儿。

32.试管婴儿有几种技术

　　试管婴儿的主要技术即常规体外受精胚胎移植术,相关的一些衍生技术包括卵质内单精子注射、胚胎的冷冻及复苏、囊胚培养、胚胎辅助孵化、植入前遗传学诊断、未成熟卵母细胞培养等。

　　常规体外受精胚胎移植术是指将男方精液优化处理后,在体外培养皿中模拟体内众多精子与卵子的竞争性结合的受精方式。受精卵在体外培养系统中继续发育至早期胚胎,然后植入女性宫腔内,着床妊娠。

　　卵质内单精子注射是直接将一条精子注射入一枚卵子中,帮助卵子受的显微操作技术。其主要针对男性患者,当男性精子数量及活力难以完成常规体外受精胚胎移植术时,需要借助该技术完成精子与卵子结合。

　　胚胎的冷冻及复苏是指在一个试管婴儿治疗周期中,当形成的胚胎较多而本次周期使用不完时可以将胚胎冷冻,放置于液氮中保存,待身体条件合适时进行复苏后再行胚胎移植,避免了反复促排卵的痛苦或多余的胚胎浪费造成的经济负担,还可以增加妊娠机会。目前胚胎冷冻技术称为玻璃化冷冻,这种冷冻方法效果非常好,复苏后胚胎的完好率通常在95%以上。

　　囊胚培养是指在体外将早期胚胎做进一步培养,使其形

成囊胚的一种技术。由于早期胚胎移植后,需要在子宫内发育到囊胚才能种植到子宫内膜上,因此体外囊胚培养是对胚胎发育潜能的进一步筛选,只有发育潜能好的胚胎才能形成囊胚,所以移植囊胚的妊娠率明显升高。

胚胎辅助孵化是对胚胎部分透明带的削薄或去除,使胚胎更容易从透明带中孵出,以提高胚胎种植率的一种显微操作技术。主要用于透明带异常或冷冻的胚胎。

植入前遗传学诊断是针对有遗传病风险或既往反复流产、胎儿染色体异常的夫妇,可以在胚胎植入前做染色体的非整倍体筛查或单基因病的遗传学检测,挑选出正常胚胎移植回宫腔内,以阻断遗传性疾病传递给后代的风险。没有上述情况的夫妇不需要做植入前遗传学诊断。

未成熟卵母细胞培养是将体内未成熟的卵子取出,置于体外特定的培养环境中,使其短时间内成熟的一种方法。主要用于不愿承受促排卵或在促排卵过程中反应过激及反应低下的患者。该技术是将卵巢内已经进入生发阶段的一些小卵泡取出,待其在体外培养成熟后,用于体外受精胚胎移植术。

33.影响试管婴儿成功率的因素有哪些

试管婴儿经过多年的发展,目前已经非常成熟,国内外成功率稳定在 40% 以上,甚至有些生殖中心能达到 50% ~

60%。但是需要指出的是,试管婴儿成功率因人而异,影响成功率的因素主要有年龄、卵巢功能、男方因素、遗传因素、子宫及盆腔环境、心理状态等。

年龄:女性在 30 岁之后,生育能力开始下降,35 岁之后借助试管婴儿成功率在 25%~35%,而过了 40 岁成功率不到 15%,且流产率明显升高,活产率明显降低。主要原因是随着年龄的增加,女性卵巢功能逐渐下降,卵子质量在 38 岁之后几乎呈直线下降,卵子质量的降低直接影响体外受精及胚胎发育潜能。

卵巢功能:卵巢为女性的性腺,具有生殖和内分泌双重功能,直接关系到女性的生育力。卵巢功能正常,才能产生好的卵子和正常排卵,才有生育的可能。卵巢功能差,卵子质量和数量都会受到影响,不仅难以自然怀孕,即使借助试管婴儿,怀孕的成功率也会明显降低。

男方因素:主要是精液质量,包括精子的活力、浓度、形态等。如果是男性患有严重的少精子症、弱精子症、畸形精子症,或精子 DNA 碎片率较高等,都会影响后期胚胎发育质量,甚至导致生化妊娠及胚胎停育等情况。

遗传因素:有些夫妇由于染色体异常或有遗传性疾病,导致原发不孕或反复流产及不良孕产,都会影响试管婴儿成功率。现在由于可以在胚胎植入前对胚胎进行染色体筛查或单基因分析,挑选出正常胚胎再植入,从而提高妊娠成功率,阻断遗传病的传递。

子宫及盆腔环境:子宫内膜是胚胎着床的地方,是种子的"土壤",宫腔是胚胎发育的"宫殿",子宫内膜的损伤或宫腔的病变都会影响胚胎的植入及后续发育,严重的盆腔炎甚

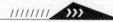

至可能造成胚胎不能着床。

心理状态:女性的内分泌状态受心理活动的影响,保持一个轻松良好的心态对试管婴儿的成功率是有帮助的,过于焦虑、紧张,甚至夜不能寐,会起到负作用,进而影响成功率。

34.植入前遗传学诊断能筛选哪些遗传疾病

$$\nabla$$

植入前遗传学诊断最早于1968年由Edwards和Gardner提出,他们通过实验对X染色体进行分析,为之后X连锁隐性遗传病的植入前遗传学诊断临床研究奠定了基础。1990年,英国的Handyside等应用聚合酶链反应技术,完成了世界首例因X连锁隐性遗传病进行植入前遗传学诊断的性别鉴定,并成功分娩女婴,标志着植入前遗传学诊断在辅助生育临床应用的开始。

植入前遗传学诊断的适应证为:染色体病、单基因相关遗传病、性连锁遗传病、可能生育异常患儿的高风险人群等。

植入前遗传学诊断可以通过对卵子(极体活检间接反映胚胎遗传信息)、分裂期胚胎或囊胚三个阶段的细胞进行活检,获取遗传物质,进行遗传学诊断。由于卵子极体活检只能间接反映母方遗传信息,临床应用较为局限。卵裂球活检是在胚胎发育到6~8个细胞时,取1~2个卵裂球进行遗传学诊断。但卵裂期胚胎取材少,染色体异常比例大,胚胎存在嵌合体的可能,容易导致误诊,而且胚胎在发育过程中可能存在自我矫正机制,因此可能造成正常胚胎浪费。滋养层细胞活检是在受精后 5～6 d,胚胎发育至囊胚阶段时,取一定数量的滋养层细胞用于遗传学诊断。但是,这需要胚胎有发育到囊胚阶段的潜能,要求具备一定的胚胎培养条件,而研究显示,约有 40% 的正常受精卵可在体外发育至囊胚阶段,这也限制了可供植入前遗传学诊断或植入前遗传学筛查的胚胎数目,同时滋养层细胞活检结果也可能存在与内细胞团的不一致性,引起误诊。因此,植入前遗传学诊断或植入前遗传学筛查妊娠后,仍需产前诊断。

现植入前遗传学诊断的方法越来越多,以往主要有荧光原位杂交、聚合酶链式反应,近年来出现了比较基因组杂交、单核苷酸多态性芯片、高通量测序等新的遗传学诊断技术,使植入前遗传学诊断有了较大发展。

但是,目前植入前遗传学诊断对于胚胎来说还是有创的检查,应用仍存在许多目前医学尚无法解决的难题及伦理和法律相关的问题,须进一步研究探讨。

35.人工授精或试管婴儿阶段出现取精困难怎么办

临时性取精困难,是指男性平时能正常射精,但在进行人工授精或试管婴儿当天,男性无法通过手淫获得精液,造成人工授精或试管婴儿不能正常进行。临时性取精困难,往往是因为出现了阴茎勃起功能障碍或射精障碍而无法获取精液,常与疲劳、精神紧张、焦虑及不习惯手淫等有关。准备接受助孕治疗的男性,都应仔细了解临时性取精困难的问题,以避免产生不必要的麻烦。

(1)服用药物。由于精神高度紧张,阴茎无法勃起的男性可以在医师的帮助下口服一些改善阴茎勃起功能的药物,常用的药物有西地那非、他达拉非等。这些药物能够使阴茎勃起达到一个较好的程度,实现手淫取精的目的。服药以后取出的精液与平时留取的精液没有任何区别。

(2)影片帮忙。可以自己携带成人视频或由男科医师播放一些成人视频等来更快地调动起男性的性兴奋,同时还能够舒缓紧张、焦虑的心情,使取精过程变得简单。

(3)经皮睾丸穿刺取精。有以下两种情形需要进行经皮睾丸穿刺取精:①功能性不射精的患者,即平时无论通过同房还是手淫都无法取出精液的,需要进行经皮睾丸穿刺取精;②平时取精正常,取卵当天由于精神高度紧张,或尝试过以上方法皆失败的男性,可考虑采取经皮睾丸穿刺取精,此技术对取出的精子质量没有影响。

(4)精液冷冻保存。对于以往有过取精困难的男性,可考虑在女方取卵前先取精液,进行精液冷冻保存备用。精液冷冻保存需在有正规资质并且开展精液冷冻保存技术的生殖中心内进行。

(5)提前进行卵子冷冻保存。如果其他方法都没有产生效果,男方也不愿意接受经皮睾丸穿刺取精,或存在不适宜手术取精的情况,那么只能提前将卵子进行冷冻保存,待男方取出精子后再解冻卵子,然后进一步进行试管婴儿的相关操作。

但是需要注意的是,经皮睾丸穿刺取精或精液冷冻保存、卵子冷冻保存都仅作为最后的手段,因为:①经皮睾丸穿刺取精也有较大风险找不到精子,并且会对睾丸产生一定创伤;②精液冷冻保存、卵子冷冻保存对精子及卵子有一定损伤;③只能选择采用卵质内单精子注射,增加了治疗风险及费用。

取精困难是很多来寻求辅助生育治疗的男性都会出现的状况,也是生殖中心男科医师经常碰到的问题。不习惯手淫的男性可以有目的性地锻炼,提前进行"预演"。一旦在进行人工授精或试管婴儿当天出现了取精困难,应当立即寻求男科医师的帮助。

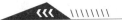

36.试管婴儿反复失败的男方原因有哪些,有哪些相应的对策

随着人们对辅助生育技术的深入研究,越来越多的证据表明男性精子在试管婴儿过程中扮演着重要角色。尤其在反复种植失败的夫妇中,往往是男方的精液质量或遗传学诊断出现了问题。反复种植失败是指连续或者间断移植2次或2次以上鲜胚或冻胚或囊胚,但胚胎不着床或早期流产。现在越来越多的研究发现,反复的种植失败,不单单是由于女方子宫内膜容受性差、胚胎质量差等因素引起的,而往往还由以下这两方面的男方原因所导致。

第一种情况是男方遗传方面出现了问题。染色体核型报告中常见的有染色体平衡易位、罗氏易位等。这些男方染色体异常都会导致种植失败。当在试管进入周期前,男性被检查出属于这一类人群的时候,生殖中心医师会推荐其接受专业的遗传咨询。进行遗传咨询的医师会根据染色体核型异常的类型,向患者充分告知所有可能的治疗途径,包括进行植入前遗传学诊断或使用供精行辅助生育治疗等。另外,Y 染色体微缺失可导致无精子症或严重少精子症、弱精子症。一旦明确为 AZFc 区缺失导致的少精子症、弱精子症,需要及时进行试管婴儿实现孕育目的,或冷冻保存精液以保存生育力。AZFa 区及 AZFb 区完全缺失的患者,则可以直接考虑供精人工授精治疗或领养。

　　第二种情况是精液质量出现了问题,这其中最常见的是畸形精子症及精子 DNA 完整性下降。研究表明,反复种植失败的男性精子正常形态率都低于正常男性。严重畸形精子症(正常形态 <1%)患者采取辅助生育技术,建议选择卵质内单精子注射。研究发现,出现精子 DNA 损伤的患者可导致进行试管婴儿过程中受精率下降、胚胎种植率下降、胚胎发育潜能减低及囊胚形成率下降,出现早期胚胎停育和自然流产的概率增高。临床上男科医师推荐的治疗方法多种多样,一般在排除精索静脉曲张、慢性前列腺炎等基础疾病后,应用抗氧化剂和中成药等,同时针灸也能起到一定的效果。

　　不良的生活习惯和环境等也会导致机体的氧化应激水平升高,从而对精子 DNA 完整性造成影响,其中较为明确的不良生活习惯包括吸烟、饮酒、暴饮暴食和过量运动等。男科医师会建议不育男性调节生活方式,如戒烟、戒酒等,可起到改善精液质量的作用。因此,反复种植失败的男性,一定要及时按照男科医师的要求完善各项检查,出现问题后遵医

嘱治疗,并且保持良好的生活习惯,才能确保自己的精液质量优良,降低再次出现种植失败的风险。

37.试管婴儿过程中胚胎出现可疑微生物如何处理

正常情况下体外培养过程中应该只有精子、卵母细胞或胚胎生长,如果出现了其他微生物(如细菌、支原体、真菌等)的生长、扩增,则称为污染。国内外已有多项研究表明,胚胎中出现可疑微生物在试管婴儿的发生率为 $0.5\% \sim 1\%$,虽为小概率事件,但一旦发生,会对整个取卵周期的结局造成很大的影响,导致卵子退化、受精率低下、损伤胚胎发育潜能、降低妊娠率和种植率,甚至可能引起死胎,以及导致整个体外受精培养室及培养体系的污染。

做试管婴儿时,精液、卵泡液中可能携带的微生物,取精、取卵过程中或实验室体外操作培养过程中各种外源微生物的污染等,都可能成为污染的来源。最常见的污染源为精液,有研究表明,精液来源的污染占污染周期的 89.5% ,卵子来源的污染占 5.2% ,其他来源的污染占 2.6% 。

由于精液的组成复杂,前列腺、精囊等任何一个部位的感染都会使精液带菌。即使无感染症状的男性,尿道菌丛和会阴皮肤共生菌的污染,也会使精液带菌。这些微生物以细菌为主,也有真菌和支原体。其中非致病性的微生物主要有表皮葡萄球菌、非溶血性链球菌、类白喉杆菌及解脲支原体等,潜在致病性的微生物有大肠埃希菌、变形杆菌、混合菌和厌氧菌等。

如果发现存在可疑微生物污染现象,应在培养液中加入庆大霉素等抗菌药物快速冲洗(因为氨基糖苷类广谱抗生素对多种革兰阴性菌和革兰阳性菌及支原体具有抑菌和杀菌的作用),然后再用纯的胚胎培养液反复冲洗。取卵 3 d 后观察卵裂情况和污染清除情况,再决定是否进行胚胎移植或冷冻保存。

一旦发生污染,生长扩增的微生物可能产生各种毒素,影响胚胎的发育。其对于子代安全性的影响尚不明确,因此如果全部被污染,即使胚胎发育正常,为避免母体感染,不建议移植污染胚胎。由于胚胎冷冻保存后微生物也可以生存,对未移植的被污染的胚胎也不建议进行冷冻保存。若部分受污染,仔细观察确认其他胚胎是否受污染,可移植未污染胚胎。有研究表明,经过这些补救方法的处理,可以成功妊娠并顺利分娩健康的婴儿。

针对精液污染的预防:①对男性进行充分的卫生指导与宣传教育。②取精前洗手,清洗男性会阴,先排尿后取精。③在专用清洁的取精室取精,取精液时勿触及取精杯内壁。取精过程有意外情况随时和医务人员联系,以便及时处理。④若确定为精液来源污染,可行卵质内单精子注射、密度梯度法处理精子。

针对卵子污染的预防:①如果女性有阴道炎症状,及时检查白带,根据检查结果进行处理。②女性取卵前阴道应充分冲洗,若术中发现阴道冲洗不充分,应反复冲洗,保证取卵前阴道洁净。③必要时用含有微量抗生素的培养液反复漂

洗卵母细胞。

医务人员在整个手术过程中应严格遵循无菌原则,操作技能要娴熟;胚胎实验体系应定期消毒维护等。

我们只要对试管婴儿过程中可能发生胚胎污染的来源采取相应的预防和处理措施,就能有效地降低胚胎污染发生的可能性,避免胚胎污染导致的各种严重后果,获得满意的体外受精胚胎,使其健康发育,并择期移植入母体宫腔,最终完成孕育。

39.梗阻性无精子症怎么治疗

梗阻性无精子症,是指由于各种泌尿系统感染、输精管结扎术、先天性输精管发育不良或外生殖器损伤等原因,造成精子输出管道阻塞,精子无法排出体外,从而导致精液中无法检测出精子。由于患者的睾丸本身具有正常的生精能力,男科医师可以通过输精管道重建(输精管输精管吻合术、输精管附睾吻合术等)等方法帮助患者生育。

(1)附睾管梗阻:显微镜下进行输精管附睾吻合术。由于炎症导致附睾管堵塞,可通过输精管附睾吻合术将有精子的附睾管与输精管相接,使中断的管道再通,精子能正常排出体外。输精管附睾吻合术适用于附睾部位及输精管起始段的梗阻。手术通常在全身麻醉下进行,首先取附睾液进行镜检,如果查见完整精子,向输精管内置管,注射亚甲蓝溶液,如果尿液变为蓝色,说明远端输精管道通畅,离断输精管后行输精管附睾吻合术;如果附睾液中没有检出精子或输精管远端不通畅,则无法进行后续的吻合操作,只能选择试管婴儿治疗。

术后注意事项:①将阴囊托起,可穿紧身内裤。②术区需加以保护,以防切口感染。③应用抗菌药物防治感染。④术后5 d内可每晚内服己烯雌酚3 mg。⑤如有阴囊皮肤缝线,术后5~7 d拆除。⑥术后可能会出现伤口周围区域和(或)患侧阴囊轻微疼痛不适,这是正常现象,一般3~5 d后逐渐缓解。伤口愈合后会有轻微瘙痒感,这也是正常现象,可以选择休息1~2 d,也可以正常从事轻体力的工作,尽量避免久坐和剧烈活动。⑦术后常规留置导尿管,一般在术后24 h内拔除导尿管,留置时间较短。⑧术后会感觉睾丸位置较术前上移,这是正常现象。梗阻的输精管道切除后进行吻合缩短了输精管道的长度,随康复后活动的增加,阴囊内睾丸的位置会自行调整,输精管道的长度也会略有增加。⑨术后1个月开始检查精液,大多数患者术后1个月开始出现精子,极少数半年到1年才出现精子。

(2)输精管梗阻:进行输精管输精管吻合术。输精管输精管吻合术是将人为断通或病理性断通的输精管修复,从而使之畅通的手术,主要适用于各种原因造成输精管不通要求输精管复通者。由于输精管较细,吻合时有一定难度,目前采用显微外科技术,其成功率大为增加。

输精管输精管吻合术的适应证:①输精管结扎术后因特殊原因需再生育。②绝育术后附睾淤积症经非手术治疗无效。③外伤或手术意外损伤输精管。④输精管阻塞性无精

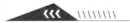

子症。

输精管输精管吻合术的禁忌证:阴囊皮肤有急性或慢性炎症,有淋巴水肿或其他妨碍手术的皮肤病者,应治愈后再手术;生殖系统有炎症,附睾有炎症或精索粘连时不能做输精管输精管吻合术者。

术中注意事项:①分离输精管时,不宜分离过长或过短,过长有碍输精管血运,过短则受张力影响不利于愈合。②在分离输精管时,应注意避免损伤睾丸动脉。

术后注意事项:①术后穿紧身内裤。②局部需加以保护,避免潮湿、污染。③应用抗生素预防感染。④术后5 d内可每晚内服己烯雌酚3 mg。⑤术后宜多卧床休息1周,避免过早步行。输精管吻合口的上皮生长需要8~10 d,过早步行会影响愈合。⑥术后会感觉睾丸位置较术前上移,这是正常的现象。梗阻的输精管道切除后进行吻合缩短了输精管道的长度,随康复后活动的增加,阴囊内睾丸的位置会自行调整,输精管道的长度也会略有增加。⑦定期做精液常规检查。术后1个月、术后3个月分别做1次精液常规检查。

39.非梗阻性无精子症如何诊治

非梗阻性无精子症占无精子症的60%~70%,主要是睾丸生精功能障碍,导致精子产生或成熟障碍而精液中无精子发生。

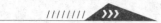

导致非梗阻性无精子症的原因有三大类。①先天性因素：染色体异常、基因突变、无睾症、睾丸发育异常、隐睾症等。②获得性因素：睾丸外伤、睾丸扭转、睾丸炎症、药物、高温、放射线和化学损伤等。③特发性因素：不明原因。

检查诊断非梗阻性无精子症患者，步骤如下：

（1）询问病史。明确有无睾丸外伤史，有无腮腺炎、睾丸炎病史，有无腹股沟疝手术史，有无长期应用药物及高温理化损伤等病史，寻找可能病因。

（2）体格检查。了解男性第二性征发育情况，睾丸情况（位置、大小、质地），精索静脉是否曲张，输精管是否缺如。

（3）辅助检查。

第一是实验室检查。①精浆生化检测：利用精浆中生化标志物反映睾丸、附属性腺功能，用来鉴别梗阻性无精子症和非梗阻性无精子症。②生殖激素检测：给予卵泡刺激素、黄体生成素、催乳素和睾酮检测，若是卵泡刺激素、黄体生成素明显增高或降低、睾酮水平明显低于正常水平时，应考虑到非梗阻性无精子症的可能。③血清抑制素 B 检测：血清抑制素 B 是睾丸支持细胞分泌的一种糖蛋白激素，是卵泡刺激素的负反馈调节因子，能够较准确评价睾丸生精功能。非梗阻性无精子症患者血清抑制素 B 水平明显低于梗阻性无精子症患者的血清抑制素 B 水平，故血清抑制素 B 水平低下时，应考虑为非梗阻性无精子症。④染色体核型检查：非梗阻性无精子症患者可行染色体检查，以筛查特纳综合征、染色体易位等病因。⑤Y 染色体微缺失检测：对于染色体核型分析正常的非梗阻性无精子症患者，可进一步行 Y 染色体微缺失检测。AZFa 缺失会导致唯支持细胞综合征，形成非梗

阻性无精子症。AZFb 缺失会造成减数分裂中期的染色体不配对,生精过程阻滞在精母细胞阶段导致非梗阻性无精子症。AZFc 缺失可能随时间推移出现进行性精子数量减少,最后导致非梗阻性无精子症。

第二是影像学检查。①生殖系统超声检查:能够判断睾丸发育情况,以及附睾、输精管是否扩张、发育不良或缺如。经直肠超声检查可判断前列腺、精囊是否有发育不良及梗阻表现或缺如。②磁共振成像检查:生殖系统磁共振成像检查能直观地显示前列腺、精囊、睾丸的形态结构及异常情况。垂体磁共振成像检查能直观地显示垂体形态结构及异常情况。

非梗阻性无精子症病因复杂,治疗方法不尽相同。部分患者可选择性应用药物治疗或进行手术治疗,而后精液中出现精子甚至能自然生育;部分患者可通过睾丸手术取精获得所需足够的精子进行试管婴儿;剩下的患者只能通过精子库供精。

(1)药物治疗。对卡尔曼综合征、垂体柄阻断综合征、特发性低促性腺素性功能减退症等引起的非梗阻性无精子症患者,给予人绒毛膜促性腺激素 2000 U 加人绝经促性腺素 75 U 肌内注射,每周 2 次,或进行模拟人体激素分泌模式的促性腺激素释放激素泵治疗。经 3～6 个月治疗后,绝大多数患者体内可维持正常生殖激素水平,睾丸、阴茎等性器官发育,精液中出现精子甚至能自然生育。

对于高促性腺素性功能减退症引起的非梗阻性无精子症患者,一般不建议应用药物治疗。有些研究报道此类患者应用氯米芬、他莫昔芬等可提高显微镜下睾丸切开取精成功

率。睾酮/雌激素比例偏低时,可尝试口服来曲唑治疗,以提高睾丸取精成功率。

(2)手术取精治疗。对非梗阻性无精子症患者给予睾丸取精治疗,如有精子存在,可进一步行卵质内单精子注射治疗。睾丸手术取精总的原则是在保证能获得足够治疗用的精子量的前提下,先微创后有创,先简单后复杂。手术取精前对睾丸生精小管生精功能评价有利于取精的成功,睾丸体积大小及血清卵泡刺激素水平是常规评估睾丸生精功能的重要指标,但两者均不能有效地预测精子获得率。对于非梗阻性无精子症患者,不建议行经皮睾丸活检术,因为其是一个有创的手术,会增加患者的睾丸损伤,严重时甚至造成睾丸萎缩坏死。

(3)去病因治疗。长期精索静脉曲张患者睾丸功能进行性损害,生育力降低,可能导致非梗阻性无精子症。精索静脉高位结扎术后,部分患者精液中可出现精子,未产生精子患者显微镜下睾丸切开取精的成功率显著提高。

40.睾丸取精的外科手术方法

非梗阻性无精子症,是由于睾丸本身先天或者后天的病变导致睾丸生精功能出现障碍,睾丸不能正常产生精子,而精液中没有精子主要因为睾丸,因此也叫作睾丸原发性无精子症。

　　尽管非梗阻性无精子症患者大部分睾丸组织内不能正常产生精子,但部分区域的睾丸组织中有可能存在发育良好的、能产生精子的生精小管,这种现象被称为"局灶生精"。得益于现代科学技术的巨大进步,只需要有一个成熟的精子,我们就可以通过卵质内单精子注射,将单个的精子注射进卵子,形成受精卵并发育成胚胎,然后移植进入母亲的子宫内,最终帮助无精子症夫妇生育一个属于自己的孩子。所以,对非梗阻性无精子症患者诊断和治疗的核心,即在于通过外科手术的方法进行睾丸取精。

　　睾丸手术取精首先是一种诊断性的方法,通过外科手术的方式获取部分睾丸组织送检,以判断睾丸内是否有生精细胞、是否有成熟的精子,所以也称为诊断性睾丸活检,它可以帮助我们判断睾丸内部的生精情况。同时,睾丸手术取精也是一种治疗性的手段,通过外科手术从睾丸内取出精子,交给胚胎实验室的专家进行体外受精,通过试管婴儿帮助不育夫妇生育属于自己的孩子。睾丸手术取精有以下几种方法:

　　(1)经皮睾丸活检术:用活检穿刺针(枪)经过阴囊皮肤,直接穿刺进入睾丸组织,获取部分睾丸组织(约米粒大小),以明确睾丸的生精情况。优点:在局部麻醉下进行,操作简单,普通门诊手术室就可完成;花费较低。缺点:获取睾丸组织量有限,不能完全代表睾丸的生精情况,找到精子的概率较低;经皮穿刺有损伤血管出现术后血肿的可能。

　　(2)睾丸切开活检:将阴囊皮肤切开,充分暴露睾丸组织,切开睾丸白膜组织,获取部分睾丸组织(约黄豆大小),以明确睾丸生精情况。优点:较经皮睾丸活检术能获取更多的睾丸组织,必要时行睾丸多点切开活检,取出多处的睾丸组

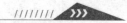

织,能更好地代表睾丸的生精情况,找到精子的概率介于经皮睾丸活检术和显微镜下睾丸切开取精之间;手术操作相对简单;花费较低。缺点:较经皮睾丸活检术操作复杂,较显微镜下睾丸切开取精找到精子的概率低;术中获取较多组织时可能会损伤睾丸功能。

(3)显微镜下睾丸切开取精:即在显微镜下将睾丸切开,在放大10~20倍的情况下寻找睾丸组织中有生精功能的生精小管,尽最大可能找到成熟的精子;术中找到的精子会直接用于进行试管婴儿或者冷冻保存供日后使用。优点:为3种取精方法中找到精子概率最高、对睾丸损伤最小的方法。缺点:需要患者住院后在全身麻醉或脊椎麻醉下进行手术,操作复杂,花费较高。

以上3种手术方式,手术的范围在逐渐地扩大,找到精子的概率也在逐渐增加,但手术的风险在逐步降低。经皮睾丸活检术需要在局部麻醉下盲目地进行穿刺取精,有可能误伤到血管,导致术后睾丸血肿。睾丸切开活检,尤其是多点切开,需要切割下的睾丸组织量较多,对睾丸功能有一定的损伤。而在显微镜下切开睾丸,可以直观地看到血管,避免了睾丸的血管损伤;同时,利用显微镜放大作用可获取发育较好的睾丸组织,减少取下的睾丸组织量,也减少了对睾丸的损伤。

睾丸体积大些的非梗阻性无精子症患者,建议先采用经皮睾丸活检术进行取精,毕竟睾丸穿刺只是一个门诊小手术,在局部麻醉下即可操作。如果能够通过经皮睾丸活检术获得精子的话,就没有必要做显微镜下睾丸切开取精了。

41.关于显微镜下睾丸切开取精的那些事儿

显微镜下睾丸切开取精最大的优势有两个:其一是切开阴囊的皮肤将睾丸组织暴露在手术视野中,然后将睾丸组织从赤道平面切开,充分完全地暴露整个睾丸组织,可以将整个睾丸都探索完全,认真仔细地寻找每一个有可能产生精子的地方,不遗漏任何一个能生成成熟精子的"局部生精灶";其二便是显微镜的放大作用,更有助于男科医师在手术过程中发现可以产生精子的"局部生精灶",进而找到精子做试管婴儿。

适合进行显微镜下睾丸切开取精的患者有如下几类:

(1)已经进行过经皮睾丸活检术,结果没有发现精子的无精子症患者。这部分患者通过显微镜下睾丸切开取精,成功找到精子的概率在20%~30%。

常规的经皮睾丸活检术一般只能获取如芝麻大小的少许睾丸组织,以点带面地分析整个睾丸的生精情况,这其实并不能完全代表整个睾丸的生精情况。为了更好更全面地代表睾丸生精情况,同时也为了更大概率找到睾丸内能产生精子的"局部生精灶",可以考虑多点活检,也就是在一次手术过程中,男科医师会在睾丸的不同地方都获取部分组织,期望发现产生精子的"局部生精灶"。而显微镜下睾丸切开取精,则是在多点进行经皮睾丸活检术基础上的极大改进,能最大可能地帮助男科医师在手术中发现能够产生精子的"局部生精灶",从而取得精子做试管婴儿。

(2)睾丸体积较小的无精子症患者。一般睾丸体积小于6 mL(约鹌鹑蛋大小)者,可以直接进行显微镜下睾丸切开取精。这类患者成功找到精子的概率为40%~50%。

患者的睾丸体积越小,进行经皮睾丸活检术找到精子的概率就越低,同时手术对睾丸的损伤也越大,手术风险也越大,所以建议直接进行显微镜下睾丸切开取精。从理论上讲,无论睾丸体积有多小,甚至如花生米大小或豌豆大小,都有机会通过显微镜下睾丸切开取精的方式找到精子。

(3)隐睾术后的无精子症患者。这类患者成功找到精子的概率为50%~70%。

(4)克兰费尔特综合征患者(染色体为47,XXY)。这类患者成功找到精子的概率为50%~70%。

(5)因为放疗或化疗导致的无精子症患者。这类患者成功找到精子的概率为30%~40%。

显微镜下睾丸切开取精的目的是为了找到精子,然后进行试管婴儿,最终生出属于夫妻双方的孩子,所以进行这个手术需要夫妻双方的配合。

目前夫妻双方配合进行显微镜下睾丸切开取精的模式有两种:

(1)同步进行:也就是女方取卵和男方显微镜下睾丸切开取精同时进行。优点:当天成功获得精子和卵子后立即进行试管婴儿,形成胚胎后直接将新鲜的胚胎移植入女方体内,这样精子和卵子都是新鲜的,试管婴儿的成功率较高。缺点:女方通过促排卵基本都能取到卵子,但是,男方做显微

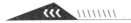

镜下睾丸切开取精不一定能找到精子,如果找不到精子,当天不能做试管婴儿。

（2）男方先行显微镜下睾丸切开取精。如果术中发现了精子,立即冷冻保存起来,女方择期再取卵,进行试管婴儿。优点:避免了女方无效取卵。缺点:精子冷冻保存及将来解冻复苏过程都对精子有损伤,一定程度上影响试管婴儿的成功率,尤其是部分患者通过显微镜下睾丸切开取精仅仅找出数条精子,甚至无法冷冻保存,或者将来解冻后精子质量极差,不能做试管婴儿。

由于导致无精子症的原因不同,显微镜下睾丸切开取精中成功找到精子的概率也有较大差异,建议患者在进行显微镜下睾丸切开取精前与男科医师充分交流,根据自己的实际情况进行选择。

美国康奈尔大学医学院生殖中心自1998年首创显微镜下睾丸切开取精,时至今日,国内外开展此项手术已逾20年。显微镜下睾丸切开取精已经成为非梗阻性无精子症治疗的最优选择,实践也证明,这个手术不仅有效,而且安全。但是手术仍然存在风险,下面总结了关于手术风险的常见问题,并给出参考和建议,以帮助大家正确地认识显微镜下睾丸切开取精可能的风险:

（1）显微镜下睾丸切开取精对睾丸损伤大吗?

显微镜下睾丸切开取精就是在麻醉情况下,把阴囊皮肤切开,先把一个睾丸暴露出来;睾丸外面有一个特别坚韧的白膜,把白膜打开后,就能看到睾丸里面有许多的生精小管。然后在显微镜下找到比较粗壮饱满的生精小管,因为这些生精小管中找到精子的可能性较高。如果找到精子,就可以做试管婴儿了。如果找不到，就继续探索睾丸的其他部位，直到将整个睾丸探索完毕。如果还是没有找到精子，医师会接着探查另一个睾丸，直到找到精子，或将两个睾丸探查完毕。显微镜下睾丸切开取精结束后，我们会将睾丸的白膜用手术线重新缝合完整，然后再将睾丸放回阴囊内。所以手术时间短则几分钟，长则几个小时，取决于手术中能否快速高效地找到精子。

显微镜下睾丸切开取精对于睾丸或多或少有一些损伤，但切开过程中会尽可能避免过多破坏睾丸组织，术中只选择取出有较大可能生成精子的睾丸组织，相较于经皮睾丸活检术，取出的睾丸组织更少，对睾丸的损伤更小；同时在显微镜下操作，能避开睾丸的供血血管，可进一步降低对睾丸的损伤。

所以，整个手术过程中只是取出了一小块睾丸组织来寻找精子，对睾丸组织的损伤是非常小的。

（2）显微镜下睾丸切开取精后会影响性生活吗？

如前所说，显微镜下睾丸切开取精对于睾丸组织的损伤很小，所以其本身基本不会影响睾丸的功能，也不影响夫妻之间的性生活。

患者显微镜下睾丸切开取精后1个月左右就可以进行正常的性生活了。

（3）显微镜下睾丸切开取精切口大吗？会留有伤疤吗？

显微镜下睾丸切开取精主要在阴囊皮肤做切口。阴囊皮肤本身有很多褶皱，手术后把皮肤缝合，切口不会特别明显，甚至愈合后不仔细观察都不会发现曾经做过显微镜下睾丸切开取精。同时阴囊血管丰富、代谢很快，损伤恢复得也快，做完1周后皮肤切口就能完全愈合了。

42.克兰费尔特综合征的诊治

克兰费尔特综合征是一种由染色体异常引起的先天性疾病,发病率为 0.1% ~ 0.2% 。正常男性的染色体核型为46,XY,如果染色体中的 X 染色体增多,就会引起克兰费尔特综合征。其中,最常见的是 47,XXY,大约占 80%;其余20% 为 46,XY 与 47,XXY 嵌合型或有更多 X 染色体(如48,XXXY,49,XXXXY)。病因主要是由于父亲的精子或母亲的卵子在形成的过程中出现了一些问题,使精子和卵子不能正常分裂,多出一条 X 染色体,然后这个精子或卵子得以受精并形成胎儿,最终形成该病。千万不要小瞧多出来的这一条 X 染色体,它会使男性几乎丧失所有男性的重要特征,导致男性睾丸发育异常(几乎不发育,睾丸小而硬),性功能差,生育力几乎丧失,以及其他例如体毛稀少、乳房发育等。

然而,也并非所有克兰费尔特综合征患者都会出现所有的症状。有些患者只有部分染色体受累及时(如 46,XY 或47,XXY),可能仅表现出一部分类似的症状,从而使患者本人或家属从来没有意识到异常的存在,直到乳房发育已经很长时间,或到了生育年龄女方长时间怀不上孩子才来就诊。

因此,对于此类患者来说,早发现、早治疗是关键。如果

在青春期开始前能够确诊,则需要睾酮补充治疗,这对改善患者生殖发育具有重要作用;年纪较大的患者,如果睾酮缺乏,并且没有生育要求,也需要补充睾酮来改善和维持男性特征。该病影响最大的就是生育问题,对于青春期早期部分患者,部分精液中有少量精子,可进行精液冷冻保存,以便将来行辅助生育技术,解决其生育问题;对于成年无精子症患者来说,在以往是与无生育力画等号的,但近年来,随着显微镜下睾丸切开取精和卵质内单精子注射的出现,为这一部分患者带来了福音。

43.卡尔曼综合征的诊治

卡尔曼综合征是指患者由于下丘脑释放促性腺激素释放激素失调,导致性腺功能不足并伴有嗅觉障碍的一种遗传性疾病。如果把男性的机体比作一个集团的话,那么下丘脑就相当于总经理,属于决策机构;而垂体相当于部门经理,性腺则是生产部门。当有生产需要时,总经理下命令给部门经理,部门经理把指令传达给生产部门,生产部门就开始执行,并将执行结果反馈给部门经理或总经理。卡尔曼综合征患者就相当于集团总经理或部门经理罢工,从而影响生产。

男女均可能患有此病,其中男性发病率约为 1/10 000,是女性发病率的4倍。由于缺乏生产原料黄体生成素、卵泡刺激素,睾丸不能产生足够的精子和睾酮,男性常表现为小睾丸,平均体积约为3 mL,常常出现单侧或双侧隐睾,阴茎发育不全,阴毛、腋毛和体毛稀疏或缺失,无胡须,性功能低下,男性不育并伴有嗅觉缺失,身体比例和脂肪分布呈女性特征等。

对于该病的诊断还需要进行内分泌指标的检测,包括黄体生成素、卵泡刺激素、睾酮等。由于这是一种遗传性疾病,详细了解家族史尤其重要,特别需要询问患者有无患性腺功能减退、嗅觉丧失或不育的亲戚,对高度怀疑者需要进行相关基因检测。

目前,对于这类患者的治疗方法有以下几种:

(1)睾酮替代治疗:针对没有(或暂时没有)生育要求的患者,可促进患者男性化发育。目前常规药物是十一酸睾酮胶丸或十一酸睾酮注射液。这个方法相当于直接补充生产所需要的原材料,是最简单、方便的治疗方案。

(2)双促联合治疗:使用人绒毛膜促性腺激素与人绝经促性腺激素进行治疗。这个方法相当于指令跳过部门经理直接下达到生产部门。这种方案价格相对便宜,缺点是每周打针2~3次,对患者来说比较麻烦和痛苦。

(3)促性腺激素释放激素泵:就是补充促性腺激素释放激素,类似于糖尿病患者在体外安装一个类似胰岛素泵的装置,让促性腺激素释放激素模拟人体的脉冲式分泌,相当于在集团里找了个代理总经理来发号施令。这种治疗方案最接近正常人的激素分泌,有可能帮助患者恢复正常的生育力和性功能,但装置价格比较昂贵,佩戴不便,从而制约了其使用。

　　无论选择哪种治疗方案，都需进行随访，起始阶段3个月随访1次，注意其第二性征、睾丸大小和激素水平。之后2年随访1次，进行常规体检，包括身高、体重、睾丸大小、激素水平和骨龄等。如睾丸有进行性增大，则需要停药观察。

第五章　相关疾病

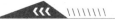

44.精索静脉曲张与男性不育

　　精索是位于睾丸上方的柔软的条索状结构,左右各一。精索不但供给睾丸营养物质和氧气,而且是排出精子的"交通枢纽"。因此,它在男性生殖器官中占有举足轻重的地位。其中精索静脉是由睾丸、附睾和输精管的静脉汇合形成的,分为精索内静脉、精索外静脉和输精管静脉。

　　精索静脉曲张是一种血管性疾病,是指精索静脉回流受阻或静脉瓣膜失效,血液反流导致精索蔓状静脉丛的伸长、扩张及迂曲。它是男性常见的泌尿生殖系统疾病,也是导致男性不育的主要原因。多见于青壮年,发病率占正常男性人群的10% ~15% ,在男性不育中占19% ~41% 。

　　精索静脉曲张主要发生在精索内静脉。精索内静脉容易发生曲张是由于解剖结构上的特点和男性青年生理发育等诸多因素的影响。一般左侧发病率明显高于右侧。日常工作生活中,长时间站立时血液的重力作用,以及青壮年性欲旺盛,易致生殖器官过度充血等因素,均是导致精索静脉曲张的原因。

　　多数精索静脉曲张患者可无临床症状,仅在体检时或检查出男性不育时发现。有临床症状的精索静脉曲张患者主要症状是阴囊部有坠胀感和隐痛,可放射至下腹部和腰部,站立过久或劳累后症状加重,平卧和休息后症状减轻或消

失。随着精索静脉曲张严重程度增高,睾丸体积有减小趋势,一般患侧睾丸较对侧小;其程度与静脉反流量有关。

需要强调的是,并非所有的静脉曲张都导致男性不育。事实上,许多有此病的患者照常生儿育女,只有一部分精索静脉曲张的患者不能生育。而且由于男性不育的病因非常复杂,不少患者还可能同时存在其他不育原因,因此,应注意进行全面检查。

对于轻度原发性精索静脉曲张,无症状或临床症状轻微者,尤其是未婚年轻人或已婚生育正常者可不予处理,密切观察,调整生活方式和饮食,如控制烟酒、饮食清淡、回避增加腹压的运动等,药物治疗包括口服迈之灵等可获得一定疗效。

对于中度和重度精索静脉曲张或其他达到手术适应证的患者,主张以手术治疗为主,可以消除疾病带来的局部坠胀感和疼痛不适,并改善精液质量,达到理想的治疗效果。

常用的手术治疗方式包括开放手术、腹腔镜下精索静脉高位结扎术、显微镜下精索静脉高位结扎术和介入治疗。显微镜下精索静脉高位结扎术是近年来开展的微创方法,保留了动脉、神经及淋巴管,具有创伤小、复发率低、并发症少的优点,术后可明显提高妊娠率,改善精液质量,是目前治疗精索静脉曲张的首选手术方法。手术治疗联合药物治疗者的精液参数改善程度和妊娠率均明显优于单纯手术治疗者。

45.性欲低下与男性不育

　　男性性欲低下是一个不常听到但是却较为常见的疾病，是指成年男子持续或反复地对性幻想和性活动不感兴趣，出现与其自身年龄不相符的性欲望和性兴趣淡漠，进而表现为性行为表达水平降低和性活动能力减弱，甚至完全缺乏。

　　器质性的性欲低下可能会导致男性不育，比如：①性腺功能紊乱。雄激素水平降低及高催乳素血症是导致男性性欲低下的一个常见病因。雄激素是维持男性生殖生理与性生理的一个重要的生物学基础，它能提高大脑皮层性中枢的兴奋性，激发性欲，产生性兴奋。雄激素的合成和分泌，有赖于下丘脑－垂体－性腺轴的正常功能，其中任一环节的障碍均可对性欲及性功能有所影响，进而影响到精子的生成。②全身性疾病。我们认为几乎所有严重的全身性急性、慢性疾病都可导致男性性欲低下，即由于体力和精力的降低而导致的。部分慢性疾病还可破坏正常的激素代谢过程，使患者生理上和心理上的功能减退甚至衰竭，从而导致进行性活动的主观欲望和兴趣下降甚至消失。例如：高催乳素血症、甲状腺功能减退、垂体功能减退、结核病等，这类患者在性功能上可能表现出性欲低下甚至阴茎勃起功能障碍、早泄，而在生育力上则可能出现少精子症、弱精子症，甚至是无精子症。

　　此外还有一种心理性性欲低下的患者，这类患者多为一

些心理素质较为脆弱、紧张的患者,他们更易受外界环境的影响,从而导致焦虑、抑郁情绪的产生,引起性欲低下,甚至拒绝性生活从而导致不育。在临床中我们发现,此类患者的增多可能与如今社会日益加重的工作压力有关。

对于处在备孕期间的男性来说,如果性欲低下,我们建议应当积极寻求专业医师的治疗。要明确性欲低下发生的原因,是心理性的还是器质性的等,再依照病因针对性地加以治疗。日常生活饮食上,可以适当多吃一些温补肾阳的食物,比如狗肉、牡蛎、坚果、牛肉、羊肉等。

46.阴茎勃起功能障碍与男性不育

▽

阴茎勃起功能障碍,也就是俗称的"阳痿"。目前主流观点认为,阴茎勃起功能障碍是指阴茎无法持续达到和维持足够的勃起以获得满意的性生活。中医将阴茎勃起功能障碍概括为"痿而不举,举而不坚,坚而不久"。

女性的子宫就相当于"土地",精子就像"种子",夫妻之间正常的性生活就如同播种,只有"种子"落到"土地"里才有发芽的可能,即在女性易受孕期通过正常性交将精液射入阴道内是完成受孕过程的前提,而对于严重阴茎勃起功能障碍的患者而言,即无法正常地将精液送入女性阴道中。

导致阴茎勃起功能障碍的病因是多样的,它的发生不仅受年龄,心血管疾病、糖尿病及高脂血症等,以及性伴侣关

系、家居状况等心理和环境因素的影响,不良生活习惯、药物、手术、种族、文化、宗教和社会经济因素等也与阴茎勃起功能障碍的发生有关。

甲状腺功能紊乱也会导致阴茎无法正常勃起。甲状腺功能对维持人体下丘脑－垂体－性腺轴的稳定起重要作用。男性性功能、生殖激素水平、睾丸功能等在甲状腺功能紊乱时发生异常变化,进而影响男性性功能及生育力。

只要发生阴茎勃起功能障碍了,就不能让妻子怀孕吗?当然不是,对于大多数的阴茎勃起功能障碍患者而言,只要在性生活中能够完成插入并实现在阴道内射精,都是有可能让妻子正常怀孕的。

对于处在备孕期间的男性来说,如果有阴茎勃起功能障碍症状的出现,建议应当积极寻求专业医师的治疗。要明确阴茎勃起功能障碍发生的原因,是心理性的还是器质性的,是否存在甲状腺功能的紊乱,是否存在性激素的缺乏等;再依照病因针对性地进行治疗。

47.早泄与男性不育

早泄是射精障碍中最常见的类型,具体的特点有:射精总是或几乎总是发生于插入前或插入后 1 min 内;性交时,阴茎部分或完全进入阴道后,从未或几乎从未能延缓射精;对患者及其配偶造成情感伤害,如苦恼、烦扰、挫折或回避亲热等。临床上可以分为原发性和继发性,原发性早泄特点是从第一次性经历时发病,以后的性生活依然如此;继发性早泄是逐渐或突然发病,此前有正常的射精经历,但现在射精时间缩短。

目前早泄的病因尚不明确,病因比较复杂,可能影响因素主要包括:心理因素、有性经历创伤史、焦虑和负面情绪、夫妻或伴侣关系、内分泌疾病、阴茎头敏感、阴茎勃起功能障碍、慢性前列腺炎、精索静脉曲张、肥胖、糖尿病、单纯性遗尿及遗传因素等。

通常情况下,早泄不会影响生育,主要影响性生活满意度,只有严重早泄才可能会影响生育,即性生活时,阴茎插入女方阴道前即射精,无法将精液运送到阴道内,才会造成不育。

早泄的治疗主要包括心理治疗、行为治疗和药物治疗。

(1)心理治疗:需要男女双方的合作。同时对男女双方进行性教育,使双方认识到重建射精条件反射的必要性及可能性,消除患者的焦虑心理,建立自信心,正确面对挫折感。

(2)行为治疗:行为治疗是指导患者关注并体验性高潮前的感觉,在未到不能控制射精之前,减缓或停止阴茎抽动,使射精感减退后重新活动,或者改变性交体位使射精时间延长。主要包括动-停法和挤捏法。动-停法是指女方帮助刺激阴茎,患者感觉到有射精冲动时停止,待射精感消失后重新开始。挤捏法是指在患者即将射精前,女方用手挤压阴茎头,直到射精冲动感消失后重新开始。

(3)药物治疗:常用药物为达泊西汀、帕罗西汀、舍曲林、氟西汀及局部外用麻醉剂。其中达泊西汀为强力短效选择性 5 - 羟色胺再摄取抑制剂类药,其特点为临时按需口服,吸收较快,起效时间为 1 h 左右,代谢也较快,后遗效应少;常见的不良反应有腹泻、恶心、头晕、头痛、嗜睡等。其他的口服药物起效时间通常在服药 5 d 之后,2 周后明显;不良反应主要为疲劳、嗜睡、恶心、呕吐、口干、腹泻和多汗等,也可能导致性欲减退、不射精、性快感缺失及阴茎勃起功能障碍。对于长期每日服药者,为防止撤药综合征,要避免突然停药或迅速减量。局部外用麻醉剂是指应用软膏或喷雾剂,于性生活前涂抹于阴茎头,通过局部麻醉作用降低阴茎头敏感性,来延缓射精。若用局部外用麻醉剂外涂 30 ~ 45 min 及 45 min 以上,可能会因为阴茎麻木感影响阴茎勃起功能。建议用局部外用麻醉剂后使用避孕套,避免麻醉剂影响女方。

研究显示,对于早泄患者应用达泊西汀安全有效,且对男性精液中精子总数、精子浓度、精子总活力、前向活动精子比率及精子形态等主要指标无明显影响,即对生育没有影响。

48.不射精症与男性不育

$$\bigtriangledown$$

不射精症是指阴茎能正常勃起和性交,但是不能射出精液,或是在其他情况下可射出精液,而在阴道内不射精,因此无法达到性高潮和获得性快感。不射精症是导致男性不育的病因之一,据统计,此病占男性不育的 0.5% ~ 39%。正常射精是一个复杂的生理过程,是由神经系统、内分泌系统和泌尿生殖系统共同参与的复杂生理反射过程。性交时性器官感受器(主要是阴茎头)感受性冲动,通过传入神经传到控制中枢,再通过传出神经支配效应器(输精管、精囊、膀胱颈及前列腺等),诱发射精并伴随快感。射精通路上任一环节发生功能或器质性障碍,均可导致不射精症。

根据症状,可把不射精症分为两大类:①功能性。性交时阴茎勃起能维持很长时间而不疲软,但不能射精达到性高潮,也没有精液排出体外,或即使有性高潮感受,也无射精动作和精液排出体外,但平时却有遗精,或非性生活时有遗精。功能性不射精症发病率较高,约占不射精症的90%。功能性不射精症的产生原因主要是精神心理因素,如性知识缺乏、性交恐惧、手淫负罪感和羞耻感、夫妻关系不协调、思想压力大等。②器质性。在性生活时或任何情况下,都没有射精动作,也不排精,并有与原发疾病相应的症状及体征,如包皮口狭窄的包皮过长、阴茎外伤、阴茎硬结、阴茎瘢痕、阴茎纤维化、糖尿病性周围神经损伤、服用某些镇静药物、吸食毒品、大脑侧叶病变、射精管梗阻、精阜肥大、尿道狭窄或肿瘤引起的输精管道梗阻等。器质性不射精症的病因多有神经系统及生殖系统器质性病变、有内分泌系统疾病、服用药物或手术史。

对于不射精症,还需要从以下四个方面了解。①患者射精的特点:如有无高潮、阴茎勃起情况、有无遗精、射精障碍是一贯性还是只发生于特定环境、有无其他伴随症状、是原发性的还是继发性的等。②注意关注患者夫妻感情及双方对性知识的了解、有无进行治疗及治疗效果和对性伴侣的影

响。③关注患者有无神经系统病变、泌尿生殖系统感染、外伤、糖尿病，了解手术史和服药史等。④进行详细的泌尿生殖系统检查，包括外生殖器及第二性征发育情况，直肠指检检查前列腺及肛门括约肌张力，末梢神经试验了解阴囊、睾丸和会阴的敏感性等。

当发生不射精症时，应及时就医明确病情，对于有明确病因的患者，应及时治疗原发病。针对器质性病因的治疗包括控制泌尿生殖系统感染，停用干扰正常射精的药物，泌尿生殖系统器质性病变采用外科手术治疗，治疗原发病如甲状腺功能减退、糖尿病等。功能性不射精症患者往往精神负担较重，自信心大受打击，所以治疗上主要采取心理及性教育治疗，要向男女双方同时传授性器官解剖知识、生理常识和性反应知识，并注意性交姿势、方法，消除不良心理影响及错误性观念，协调夫妻关系。女方要配合男方，帮助男方消除性焦虑，使男方在充满激情和充分放松的状态下进行性交。可以通过事前手淫、改变体位、调整性交频率和时间、男方插入时女方收缩会阴肌群等，加强性刺激强度，使阴茎能感受到较强的性刺激，从而达到治疗的目的。对于上述方法均不能解决的不育，可通过优选精子行辅助生育治疗。

不射精症的日常指导与调护：饮食宜清淡，忌辛辣刺激性食物；关注婚前性教育和性指导，节制房事，避免手淫及纵欲过度；养成良好的生活习惯，避免烟酒，增加体育锻炼，提高全身素质；注意营造良好的性爱环境；对于射精迟缓的患者可采用性感集中训练法来提高患者的性反应，缓解对房事的焦虑和恐惧。

49.逆行射精与男性不育

▽

逆行射精是指性高潮时本来应该从阴茎里射出来的精液,射不出体外,反而射进膀胱的一种疾病。

射精是中枢交感神经控制尿道前列腺压力室形成,阴部神经控制球海绵体肌、坐骨海绵体肌和盆底肌节律性收缩,大脑皮层兴奋性神经参与完成的。射精前交感神经控制的第十胸椎神经至第二腰椎神经将睾丸、附睾里的精子及精囊里的精囊液沿着射精管分泌到前列腺尿道部,这个过程叫泌精。当前列腺内的压力达到一定阈值之后就是射精。

出现逆行射精的原因有:

(1)医源性因素:各种膀胱颈和前列腺手术,胸腰部交感神经切除术,腹膜后广泛淋巴结清除术及其他的盆腔手术,导致神经根切除或损伤,使膀胱颈关闭不全,发生逆行射精。

(2)先天性因素:先天性宽膀胱颈,先天性尿道瓣膜或尿道憩室,先天性脊柱裂。这些先天性疾病使得膀胱颈关闭不全及尿道膜部阻力增加,造成逆行射精。

(3)疾病因素:糖尿病可并发逆行射精,脊髓损伤可使患者丧失排精能力或造成逆行射精,发病率较高。

(4)药物性因素:服用某些药物可引起平滑肌收缩无力而出现逆行射精。

(5)机械性因素:外伤性及炎症性尿道狭窄,由于尿道阻

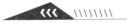

力增加,导致射精时精液受阻。外伤性骨盆骨折常可引起后尿道损伤导致狭窄,同时骨折片又可破坏膀胱颈的结构,致膀胱颈关闭功能不良造成逆行射精。另外,长期排尿困难亦可使膀胱颈张力下降,导致膀胱颈关闭无力而发生逆行射精。

慢性病患者要小心逆行射精,用西药效果不佳时,可选用中药辨证治疗。对于有糖尿病等一些慢性病的患者,应积极治疗原发病,病愈后病情就会自然得到改善。对于高血压患者,则可更换其他药品或其他疗法降低血压,尽可能避免使用有影响的药物。患有慢性膀胱炎、慢性尿道炎、慢性精阜炎者,则不宜过食辛辣食物,不宜过多饮酒,应养成讲究个人卫生和多饮水的良好习惯。凡是急于要求生育的夫妇,只要丈夫的精液没有实质性的病变,可以利用收集精液的办法进行人工授精。

逆行射精的治疗方法有:

(1)药物治疗:可采取 α 肾上腺素能交感神经兴奋药,其可通过刺激 α 受体,增加膀胱张力,使部分或全部特发性逆行射精转变为顺行射精,防止精液逆流进膀胱。

(2)手术治疗:定期行尿道扩张术对尿道狭窄者有效,膀胱尿道镜检查也可起到这种尿道扩张作用。对某些解剖异常引起的逆行射精,也可采用手术治疗。

(3)人工授精:当药物和手术治疗无效或无法进行这类治疗时,为解决生育问题可收集尿内精液行人工授精。

(4)中药配合针灸治疗:取三阴交、阴陵泉、水道、足三里、关元、气海、大赫、中极、内关、支沟等穴;可灸可针,补泻随症。中药需辨证施治,常用柴胡桂枝干姜汤、四逆散、小建中汤、柴胡芍药散、五苓散、当归芍药散等。

50.前列腺炎与男性不育

▽

慢性前列腺炎是较为常见的男性疾病,发病率为5%~50%,严重影响着患者的生活质量和生殖健康。前列腺炎对男性不育产生了极大影响,尤其是当患者伴有性功能障碍时心理负担加重更不利于身心的康复。

前列腺分泌的液体称前列腺液,占精液的20%左右,具有重要的生理意义。前列腺液能保护精子不受外界炎症因子的杀伤、破坏,帮助生殖系统抵抗病原微生物的攻击,还能帮助控尿和射精。因此,前列腺又被称为摄护腺。

前列腺会分泌很多有利于精子活性的蛋白因子,其中有一个叫"蛋白纤溶酶原",没有它的话精液就无法在正常时间范围内由胶水一样的状态变成水一样的状态,精子的活动能力就受限。因此,男人不可小瞧前列腺的重要作用,应时时呵护前列腺。

如何避免得前列腺炎呢? 这里给大家一些简单的建议:①不久坐(坐1 h起来活动1 min);②不食辛辣刺激性食物、不饮酒;③不过度手淫,也不要常年禁欲或忍精不射;④不熬夜;⑤饮食不贪凉,避免感冒;⑥多吃牡蛎和苹果(富含维生素、锌);⑦多做提肛运动(肛门收缩的运动,10次1组,每天10组)。

51.影响生育的内分泌系统疾病有哪些

肥胖、糖尿病、甲状腺功能紊乱、高催乳素血症等内分泌系统疾病,也在悄悄地影响着生育力。

肥胖作为男性不育的隐形杀手,其主要的杀伤力在于肥胖可改变男性性激素水平,影响精子发生,导致睾丸局部温度升高造成精液质量下降。体重指数≥28 kg/m² 被定义为肥胖,有学者研究发现,与正常体重男性比较,肥胖患者体重指数每增加 5 个单位,其精子总数、精子浓度和精液量的指标分别下降 2.4%、1.3% 和 2.0%。饮食结构的调整、生活习惯的改变、药物治疗或手术治疗的干预可减轻体重。研究表明,肥胖男性体重减轻后,性功能和血清睾酮水平等激素参数可得到明显改善。

糖尿病通过体内糖、脂肪、蛋白质代谢紊乱引起患者多系统、多脏器的损害,除可引起阴茎勃起功能障碍、早泄、性冷淡等外,糖尿病本身及降糖药引发的胰岛素抵抗还可影响睾丸、附睾等组织的形态结构和功能,造成精液质量下降。

甲状腺是人体重要的内分泌腺体,甲状腺激素水平异常可通过不同途径影响下丘脑 - 垂体 - 性腺轴,破坏内分泌生殖系统稳定,导致男性生殖功能减退。甲状腺对精子、支持细胞及睾丸间质细胞的影响是造成男性不育的主要原因。支持细胞是精子发生的"后勤部队",提供营养,协调帮助精

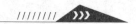

子发生、成熟；睾丸间质细胞是合成和分泌雄激素的"军工厂"，一旦支持细胞和睾丸间质细胞功能下降，精子则无法正常发生、成熟，精子活力就会减退。

高催乳素血症在生殖功能异常的人群中发病率为17%，其病因主要为药物不良反应、下丘脑肿瘤或垂体肿瘤等疾病引起，进而通过下丘脑－垂体－性腺轴使得性腺功能减退，导致性冷淡、阴茎勃起功能障碍、射精异常及生精障碍，损害男性生殖功能。手术、多巴胺及对症治疗可逆转高催乳素血症，而男性不育则需要综合评估进行治疗。

综上所述，对于适龄生育的夫妇，需结合身体状况进行早期预防、定期体检、及时诊断、有效治疗来保护生殖功能，达到健康孕育的目的。

52.生化妊娠与临床妊娠

生化妊娠，是指发生在妊娠5周内的早期流产，血中可以检测到人绒毛膜促性腺激素升高，大于25 mIU/mL或尿妊娠试验阳性，但超声检查看不到孕囊，提示受精卵着床，之后由于某种原因，胚胎没能持续健康生长就枯萎了，还没有发展到用B超能检查出孕囊的阶段，又称为亚临床流产。

临床妊娠，是指平素月经规律的女性，停经后尿早孕试纸检测阳性，血液检查显示人绒毛膜促性腺激素逐渐升高，伴有恶心、呕吐、乳房胀痛等早孕反应。在增大的子宫内，B

超能听到有节律、单一高调的胎心音,可确诊为早期妊娠。

妊娠与否需要医师结合临床情况及其他检查结果来综合判定。因此,生化阶段的人绒毛膜促性腺激素升高,还不足以说明妊娠与否。临床妊娠一般以B超下可见孕囊为准,因此,不能把生化妊娠定义为一次妊娠史。因为B超没有在宫内外发现孕囊,刮宫术常常也无法证明如此早期的宫内妊娠。因此,生化妊娠有可能是丢失的异位妊娠,也可能是丢失的宫内妊娠。

所以,生化妊娠和流产均属于胚胎或妊娠的丢失,但发生在不同的生理阶段。生化妊娠本质上是一种优胜劣汰的自然选择,单次的生化妊娠或流产有其偶然性,不必太紧张,无须任何治疗和处理,可以继续尝试怀孕,一般不会影响下一次的怀孕。如果多次发生这样的情况,就有必要做进一步检查,找出病因。如:是否是黄体功能不全?是否子宫发育不良或宫腔粘连?是否存在免疫因素(封闭抗体阴性等)?是否存在血栓前症状?明确病因后进行针对性的治疗与预防,就会降低生化妊娠的发生,成功受孕,实现临床妊娠。

53.宝宝好好的,怎么说没就没了呢

所谓的"宝宝没了",就是我们医学上所说的胚胎停育,是指宫内怀孕的胚胎发育到一定阶段停止继续发育,导致在妊娠28周以前终止了妊娠。如果准妈妈停经大于6周,但宫

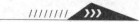

腔内没有发现妊娠囊;或妊娠囊已经变形,没有张力;在妊娠囊直径超过 4 cm 的情况下,却看不到胎芽;胎芽超过 1.5 cm 却见不到胎心搏动;或原本正常的胎心消失了,都可诊断为胚胎停育。

研究表明,约 80% 的胚胎停育发生在妊娠 12 周以前,其中更多地发生在妊娠 8 周以前。如果胚胎染色体本身没有问题,胎儿发育器官也没有异常,在妊娠 15 周以后发生胚胎停育的可能性只有 0.6%。

警惕胚胎停育信号:妊娠 12 周以前很难做到在家中监测胎心,准妈妈可以通过观察孕早期的恶心、呕吐等妊娠反应或乳房胀痛的症状是否持续、是否突然减弱或消失来尽早发现胚胎停育的问题。如果出现阴道出血或剧烈的下腹疼痛,就需要及时就医。

导致胚胎停育的原因有:

(1)染色体因素。对于孕早期的胚胎停育,50% 的原因源于胚胎染色体本身的异常,这是一种自然的优胜劣汰的过程。这种情况即使医师想尽一切办法帮准妈妈保住了孩子,孩子的身体健康也可能存在问题。所以,对于准妈妈来说,对怀孕分娩这件事应该抱有一颗平常心,不要过于强求,也不要总是紧张焦虑。

(2)身体的一些隐患。对于有过胚胎停育病史的女性,一定要认真查清导致胚胎停育的原因,积极对症治疗,排除造成胚胎停育的身体隐患,以保证再次怀孕能够顺利。

(3)黄体功能不足。支持胚胎发育的孕激素在妊娠最初 8 周来自准妈妈的卵巢,妊娠 8 周之后来自胎盘。如果准妈妈卵巢功能不好,怀孕后体内就无法分泌足够的孕激素来维

持胚胎的发育,可能导致胚胎停育。因此,对于因为黄体功能不佳导致胚胎停育的准妈妈,再次怀孕时最好尽早在医师的指导下补充孕激素,以维持正常的激素水平。

(4)甲状腺功能异常。准妈妈如果存在甲状腺功能亢进症或是甲状腺功能减退症的问题,都可能导致胚胎停育、流产或胎儿畸形。因为很多甲状腺功能异常的人并没有明显症状,故建议女性在孕前检查时进行相关的检查,加以排除。

(5)子宫异常。先天或后天的子宫异常有很多类型,比如子宫肌瘤、宫腔粘连等,都存在导致胚胎停育的风险。好在很大一部分的子宫异常问题,都可以通过 B 超等专科检查及时发现,在怀孕前治疗和改善。因为子宫异常导致过胚胎停育的女性,一定要首先治疗好子宫的相关疾病后,再准备下一次的怀孕。

(6)感染因素。通常在孕前检查或孕早期产检时,医师都会建议准妈妈进行优生四项的检查,来判断准妈妈的身体是否处在风疹病毒、巨细胞病毒、弓形虫和单纯疱疹病毒的急性感染期。若有感染,建议女性度过急性感染期,免疫球蛋白 M 抗体转阴后,再受孕比较妥当。

(7)高龄孕妇。准妈妈年龄增长,导致胚胎停育的概率也会逐渐增加。最新资料显示,准妈妈年龄处于 20～30 岁之间,发生胚胎停育的概率只有 9%～17%;到 35 岁比例就上升到 20%;到 40 岁比例上升到 40%;到 45 岁比例高达80%。

(8)自然流产。有自然流产病史者,发生胚胎停育的风险也会增加。因此,一旦发生自然流产,一定要查清原因,积极治疗,以免影响下次怀孕。

（9）叶酸水平低。如果准妈妈体内叶酸浓度过低，会增加妊娠 6～12 周胚胎停育的风险。因此，建议准备怀孕的女性从孕前 3 个月开始补充小剂量叶酸。

（10）男性精子异常。研究发现，准爸爸的精子异常，可能导致空泡卵的出现，也就是妊娠囊已经发育到很大了，却没有胎芽出现的情况。因此，男性在备孕阶段，要尽量规律作息、戒烟戒酒，保持健康的生活方式，这对提升精子质量有很大帮助。

鉴于以上的可能因素，备孕的夫妻一定要做好孕前体检及准备。做好预防措施，提高孕期的安全性，降低胚胎停育的发生。怀孕后一旦确诊胚胎停育，也不要惊慌与恐惧，要积极配合医师尽快终止妊娠，找出可能的原因，为再次怀孕做好准备。

54.揭秘精子 DNA 碎片率高的原因

据临床统计数字显示，近年来关于女性流产的案例越来越多。受中国传统思想的影响，一般人认为，导致流产的原因多与女性自身情况挂钩，而多数相关研究也集中从女性方面入手。有的女性甚至因此做了详尽的病因筛查，但仍有超过 40%～60% 的病例未找到流产的原因。

其实，男性精子质量差也是导致女性流产的重要原因之一。众所周知，男性的精子对于胚胎的发育起着重要作用，

但这并非意味着精子单纯与卵子结合,就完成了"任务",精子的好坏同样决定了受精卵的发育程度。精子DNA的完整性关乎精子功能的显著与否,它甚至还影响着受精卵的分裂及胚胎的发育。

精子的DNA位于细胞核内,是精子的"中枢"部分,存储着遗传信息,当精子与卵子结合时,这些遗传信息就会与卵子的遗传信息结合,形成受精卵。精子DNA碎片率高,就如同一颗外表看似完好无损的鸡蛋,其实内里的蛋黄早已四散。一个内部出现问题的精子,会导致胚胎质量差,容易出现流产。

研究表明,当精子DNA损伤小于8%时,卵子具有修复DNA损伤的能力,但如果超出了这个范围,便会影响到胚胎的发育潜能并导致高流产率。虽然DNA受损伤严重的精子注入卵子内也能使其正常受精、分裂,但胚胎发育至4~8个细胞后,损伤的DNA将诱导胚胎发生凋亡和自然流产。

导致精子DNA碎片率高的原因有:

(1)年龄:随着年龄的增长,人类身体机能会随之下降,精子质量也是一样。研究显示,精子DNA碎片率与患者年龄呈正相关,即年龄越大,精子DNA碎片率就越高。研究显示,年龄≤35岁的男性,精子碎片率显著低于年龄>35岁的男性,故男性最佳生育年龄为35岁之前。

(2)环境污染物:近年来,环境污染问题也成为大众关注的热点话题。同时,环境污染也是导致众多疾病发生的重要诱因,当中就包含了生殖系统疾病。据调查研究显示,长期接触杀虫剂如甲基对硫磷、甲基对氧磷、氯螨硫磷、敌匹硫磷、甲酸酯等均可导致精子DNA损伤。这些有害物质极易

残留在农作物上,当人们进食带有有害物质的农作物,这些有害物质便会随之进入人体,最后导致精子 DNA 损伤,甚至影响人体内分泌系统,使精子发生减少,起到"杀精"作用。此外,噪声和高温环境亦与精子 DNA 碎片率呈正相关。

(3)男性生殖系统疾病或全身性疾病:由于精子的发生和成熟均在男性生殖系统内完成,因此,当男性生殖系统出现问题时,如精索静脉曲张、生殖系统感染、睾丸肿瘤、精子发生障碍等,均可导致精子 DNA 损伤。患此类病时,应及早治疗,争取早日降低精子 DNA 碎片率,提高受孕率,降低流产率。

(4)生活方式:精子 DNA 碎片率高者,应养成健康的饮食习惯,如多食用水果、蔬菜、鱼和谷物等。对于吸烟者来说,吸烟过程中释放的多种有害物质如尼古丁、可尼丁、一氧化碳、重金属镉等在血液中大量堆积,会起到"杀精"作用,因此应尽早戒烟。同时,有文献显示,肥胖与精子 DNA 碎片率有相关性,为了保持男性的生育潜能,建议肥胖者减肥。

(5)其他:服用某些药物也会对精子 DNA 的完整性造成影响,导致精子 DNA 碎片率升高,因此,若有长期服用药物的男性,在备孕时应向医师详细咨询是否需要停药,以提高精子质量,成功妊娠。

总的来说,若要降低精子 DNA 碎片率,首先必须要改正不良的生活习惯(吸烟、酗酒和熬夜等),多吃蔬菜、水果等健康食品;减少久坐时间;避免长时间暴露在有有毒物质、放射线等的环境下。若患有男科疾病,应该在专业男科医师指导下进行积极治疗,这样才能有效减少精子 DNA 的损伤,成功生育健康的宝宝。

第六章 　生育保险

55.揭开人类精子库的神秘面纱

人类精子库也叫精子银行,只不过保存的不是金钱,而是精子。人类精子库利用超低温冷冻保存等技术保存健康成年男性的精液用于治疗临床上无精子症患者,或针对从事危险职业或影响生育力职业及将要接受可能损伤生育力治疗(如放疗、化疗等)的男性提供自精冷冻保存服务,将来需要时再利用冷冻保存的精液达到生儿育女的目的。

人类精子库的发展离不开精液冷冻保存技术的发展,由于超低温冷冻保存技术比较复杂,所以人类精子库从概念提出到实际应用经历了一个非常漫长的过程。早在 1776 年,Spallanani 就研究了冰雪对于人类精子的影响;1866 年,Montegazza 发现人类精子经过 − 15 ℃冷冻后仍有部分存活,据此,他首次提出人类精子库的概念,并设想利用低温冷冻保存士兵的精液,以便为将来战场上牺牲士兵的遗孀进行人工授精;直到 1949 年,英国科学家 Polge 等发现向精液里添加适量的甘油可以大大降低低温冷冻对于精子的损伤后,精液冷冻保存技术才逐渐成熟,开始走向临床应用;1954 年,美国科学家 Sherman 等利用干冰(− 78 ℃)冷冻保存精液,复苏后为 5 名妇女实施人工授精,并成功生下 3 名健康婴儿;随后Sherman 等将精液冷冻在液氮中,改进了冷冻方法,从而建立起较成熟的精液冷冻保存技术。

有了成熟的精液冷冻保存技术，人类精子库的建立才有了可能性。1960年，美国建立了世界上首个人类精子库，随后很多国家也相继建立了人类精子库。我国第一家人类精子库于1981年建立，截至目前，我国已有二十几家人类精子库，还有几家人类精子库在筹建中。

人类精子库的主要作用有提供生殖保险、利于人类优生优育、为部分男性不育患者提供有效治疗手段和开展相关科学研究等。当初Montegazza设想利用低温冷冻保存士兵的精液以便为将来战场上牺牲士兵的遗孀进行人工授精的本质就是想给即将开赴前线的士兵提供一份生育保险。输精管结扎术后的男性如想再生育，需要接受昂贵的显微外科手术，假如术前进行精液冷冻保存，则通过代价相对小很多的人工授精技术就能解决再生育问题，并且可以消除人们对于男性绝育术后再生育问题的担心。对于男方有某些严重遗传病的夫妇，利用人类精子库的精液进行人工授精，可以阻断严重致病基因的垂直传播，从而提高整个国家的人口素质，达到优生优育的目的。对于部分无精子症患者，可利用精子库里的精子进行供精人工授精以满足其生育后代的愿望；对于少精子症、弱精子症患者，可以多次收集精液，处理后进行人工授精。此外还可以进行相关科学研究，不断提高精液冷冻保存技术。

56.哪些人需要精液冷冻保存服务

一般来说,只要自己想进行精液冷冻保存的男性都可以到人类精子库进行生殖保险。年龄对于女性生育力影响较大,女性到了35岁,其生育力只有最高峰(25岁左右)的一半,到了38岁,只有1/4左右,40岁以上则不到最高峰的5%;同样,男性生育力也是在25岁左右达到最高峰,并会随着年龄增长而下降,只不过没有女性明显而已。研究表明,要使女性怀孕,45岁以上男性比25岁男性要花更长的时间(约为6倍),其1年之内使其配偶怀孕的概率下降一半,所以国外甚至建议男性25岁之前就要进行精液冷冻保存以保留最好的精子。

肿瘤患者、从事影响生育力的职业和接受影响生育力治疗的人,以及有些男性不育患者,更应该进行精液冷冻保存。

首先,最需要进行生殖保险的是肿瘤患者。现代社会肿瘤发病率明显增加,同时随着医学技术日新月异的进步,肿瘤患者预后大大改善,现在50岁以下肿瘤患者5年生存率接近80%,但治疗方法也对患者的很多器官造成永久性的损伤,其中男性生殖系统对于放疗、化疗是比较敏感的,所以不育是肿瘤治疗后的常见不良反应。

其次,有些职业可能会影响生育力,在从事这些职业之前也需要进行精液冷冻保存。从事这些职业可能接触到损害生育力的化学物质:医务工作者可能接触到雌激素类药物、气体麻醉剂、化疗药物、有生殖毒性的药物,还可能接触病原微生物(如乙肝病毒和人类免疫缺陷病毒等);士兵则可能接触影响生育的放射性物质、化学物品等;还有些职业男性可能接触除草剂、杀虫剂等。

再次,是接受可能影响生育治疗的患者。有些患者因为治疗某些疾病,而不得不使用对生育干扰较大的药物;有些患者需接受涉及睾丸或性功能的手术,如前列腺切除术、腹膜后淋巴结清扫术等。

另外对于有些男性不育患者,精液冷冻保存可以作为辅助治疗措施。无精子症患者进行经皮睾丸穿刺取精或经皮附睾穿刺取精后剩余的精子,如果实验室技术成熟,可以进行精液冷冻保存,以避免反复进行穿刺;少精子症患者可以进行多次取精精液冷冻保存等。

就技术而言,精液冷冻保存技术是比较成熟的,而且一般老百姓也能承担得起精液冷冻保存的费用,所以建议男性,特别是有需求的男性,尽早到人类精子库进行精液冷冻保存。

57.肿瘤患者需保命存精两不误

肿瘤本身及其治疗,尤其是放疗和化疗,会严重影响精

液质量。

　　肿瘤本身就是影响精液质量的危险因素。有研究表明，10%的肿瘤患者确诊时就发现精液里没有精子，其中睾丸肿瘤、白血病和淋巴瘤患者中无精子症发生率要更高些。有些肿瘤会导致逆行射精、影响精子发生或直接损伤生精细胞。

　　肿瘤放疗已经有几十年历史了，虽然现在放疗安全性有了明显提高，但放疗时睾丸组织仍然会直接或间接接触到放射线从而损伤生育力。

　　1948年，Spitz最早报道了化疗会损伤患者生育力。目前研究表明导致化疗后患者出现无精子症的主要化疗药是烷化剂和铂类化疗药。而且化疗对于精子遗传物质的损伤可能是长期的，甚至是终生的。有研究发现，肉瘤患者进行化疗后5~18年，患者精子的遗传物质依然受到损伤。

　　肿瘤患者有些手术也会影响生育力。切除睾丸的手术势必降低精子发生数量和睾丸储备能力；有些手术可能会引起不射精症或逆行射精，或损伤输精管。

　　由于肿瘤严重影响男性生育力，所以肿瘤患者应该进行精液冷冻保存，而且最好在肿瘤治疗前进行，因为肿瘤治疗不仅会影响精液质量，而且还会损伤精子的遗传物质，增加后代致畸风险。

59.生殖保险大致有哪些流程

生殖保险也叫自精保存,是指将精液预先取出体外后,经过一定的特殊处理,冷冻保存于液氮中,待需要时取出再复苏后使用,使申请者能通过辅助生育技术得到自己的后代。生殖保险的办理流程为:

第一步:选择适宜的精子库。

自精保存者在进行生殖保险前首先要确定保存的地点,即精子保存在我国的哪个省(区、市),以及在这个省(区、市)内的哪个精子库,选择一家最适合您的医院或机构。我国部分人口密集的直辖市、人口超过 1 亿的省份可以有 2 家精子库,如北京、上海等,而人口密度较小的省份存在尚未成立精子库的情况,如青海等。因此,自精保存者选择"精子银行"位置时可以兼顾目前工作生活所在的区域、本人户籍所在地、家属亲友所在地、未来工作生活所在地,以及医疗条件较好的省(区、市)。

全国任何一家精子库的建立都需要经过有关专家现场考察,进行专业评估、严格审核,只有获得合格认证的机构才能进行精子库的工作。人类精子库的批准证书每 2 年需校验 1 次,做到严格管控全国各地的精子库,为广大的群众提供安全的医疗环境。目前国内的大多数精子库是建立在大型综合性或生殖专科医院内,医疗资源及配套设施完善,不

必为精子库的所在地不同而担心。

第二步:咨询申请,现场评估。

自精保存者想要进行咨询申请生殖保险通常有2种途径:电话咨询及现场咨询。精子库工作人员会根据申请者的具体身体情况及保存原因,初步判断是否适合保存,从而合理安排体检和办理手续的进度。自精保存者去精子库进行当场申请前,最好提前禁欲3~7 d,同时需携带本人身份证原件,如未满18周岁或罹患重病需监护人陪同的,也需一并携带监护人的身份证原件。对于一些急需自精保存的危急重症患者来说,当天就可以进行精液质量的评估。

最终可根据检验结果判断是否满足生殖保险的条件(由于生殖系统对于放疗、化疗非常敏感,部分患者经治疗后会出现无精子症,也就是精液里找不到活的精子,最终无法自精保存),以便留有充足的时间进行后续的生殖保险。这时精子库工作人员就会告知精液的具体质量及日后需要使用精液进行辅助生育技术可能会出现的状况等情况,自精保存者则可根据自身情况选择保存年限。

第三步:体检筛查,知情同意。

在符合精液冷冻保存条件之后,需要精子库的医师对申请者进行系统的体格检查来完善申请者的健康档案,同时进行必要的性传播疾病检测等辅助实验室检查项目,部分精子库还有一些地区特殊的检测项目,要留取申请者的血液、尿液、尿道分泌物等体液标本进行相关的生化及微生物检测。因为精子是经过标记后储存在同一个液氮罐里的,如果在实验中发现某项传染疾病检测为阳性,后续就需要把精子转入一个独立的液氮罐,这样既可以保障其他精液冷冻保存者的精子安全,避免交叉感染,也有助于维护申请者的切身利益,待日后需要时可以更好地阻断疾病,防止传播给下一代。

同时,精子库工作人员也会告知申请者有关精液冷冻、保存和复苏过程中可能存在的风险,特别是在精液冷冻过程中面临的损伤风险。

第四步:签署协议,缴费保存。

以上三步均符合要求的申请者,需签署《自精保存知情同意书》和《自精保存缴费协议书》,完善个人身份资料,复印申请者和(或)监护人的身份证留档,之后便是填写委托书,整理化验结果,建立自精保存者档案。此时,便可缴纳精液冷冻复苏费和1~5年的精液冷冻保存费。精液冷冻保存费按年缴纳,到期前3个月续费并签署新的《自精保存缴费协议书》。自精保存协议签署后即开始"储存"精液,自精保存者可选择合适的保存数量和年限,一般建议保存数量为10~20支最好。

很多人认为保存得越多越好,但这其实是要结合家庭经济能力及自身情况来定。一般情况下,精子质量和精液量都比较好的申请者,可考虑保存20支;若精液量偏少,在不影响后续使用的前提下,可考虑保存10支左右,或多次累积达20支;对于危急重症患者来说,一般只需在治疗前保存满足试管婴儿的精液量就可以了。总之,精液质与量的选择要适合自身情况,千万不要舍本逐末。除了急重症患者以外,进行生殖保险时要牢记每次取精前最好禁欲3~7 d!

第五步:复查回访,确保质量。

在自精保存期限内,自精保存者可根据需求,向卫生行政部门批准的可以实施辅助生育的机构提出使用申请。待

精子库查验申请使用单位辅助生育的资质及校验合格证明后,方可交接冷冻精液并出具出库单及运输单。这里要特别强调的是,存精只能提供给申请者的合法妻子,未婚时则不能使用。按照现行法律规定,精子库是不直接向申请者本人提供其冷冻保存的精液的,更不允许买卖精子等违法行为发生!

经过以上五步,自精保存者的精子就可以存入自己的"账户"了。正常情况下,整个生殖保险的流程需要 2 ~ 3 周的时间,但是根据保存原因及家庭经济能力会有所变化。

59.睾丸里的精子能冷冻保存吗

睾丸的精子冷冻保存技术在辅助生育领域应用广泛且意义重大,尤其是患无精子症男性生育力储备的一种重要方式。随着辅助生育技术的发展,无精子症患者可以通过如经皮附睾穿刺取精、显微镜下睾丸切开取精等新兴技术来获得微量的睾丸精子或附睾精子,再通过卵质内单精子注射将精子注射到卵母细胞中,最后移植胚胎到女性宫腔内获得临床妊娠。

随着精液冷冻保存技术的发展,冷冻保存睾丸精子的技术已经相对成熟,且复苏后用于临床妊娠的效果也相对稳定。目前,已经有非常多的生殖中心报道利用冻融的睾丸精子或附睾精子进行卵质内单精子注射的临床结果,如受精率、临床妊娠率等与新鲜的睾丸精子或附睾精子基本没有差异,冷冻复苏过程对精子的活性基本无明显影响。由于这些精子的数量极其稀少且来之不易,因此将这些取出的微量精子或进行人工授精后剩余的精子冷冻保存,不但避免了因为缺少精子而在下一个治疗周期时无法人工授精,也在一定程度上保障了女性取卵当日可以同时进行人工授精。这样既可以减少因反复穿刺取精给患者带来身体及精神上的痛苦,也减轻了部分经济负担。

总之,对有需要行睾丸手术取精做试管婴儿的患者来说,将精子冷冻保存起来是最行之有效的办法。这既可避免女方不必要的重复刺激排卵,也可减少无精子症患者因反复经皮睾丸活检术带来的无谓损伤,从而有效提高了精子利用率,更是减轻了患者的精神负担和经济压力。简言之,对于某些特殊人群如无精子症患者,冷冻保存睾丸精子是其生育力储备的有效方式。